Bibliografische Information der Deutschen Nationalbibliothek:

Die Deutsche Bibliothek verzeichnet diese Publikation in der Deutschen Nationalbibliografie; detaillierte bibliografische Daten sind im Internet über http://dnb.d-nb.de/ abrufbar.

Impressum:

Druck und Bindung: Books on Demand GmbH, Norderstedt Germany
ISBN: 9783668665408

Dieses Buch bei GRIN:

https://www.grin.com/document/416978

Heidelinde Winkler

Entlassungsmanagement. Interventionen und Effekte in Bezug auf Entlassungen aus dem Krankenhaus in das häusliche Umfeld ohne weitere professionelle Versorgung

GRIN Verlag

Bachelorarbeit

Entlassungsmanagement: Interventionen und Effekte für Patientinnen und Patienten, die vom Krankenhaus ohne weitere professionelle Versorgung in ihr häusliches Umfeld entlassen werden.

im Studiengang

Bachelorstudium Pflegewissenschaft Online

zur Erlangung des akademischen Grades

Bachelor of Science in Nursing

vorgelegt von

Heidelinde Winkler

Salzburg, 28.08.2017

Zusammenfassung

Problembeschreibung: Erheblich steigende Gesundheitsausgaben, eine Verkürzung der Aufenthaltsdauer speziell im Krankenhauswesen und die steigende Anzahl von älteren Menschen, verlangt nach integrierten Versorgungskonzepten, um eine nachhaltige Verbesserung der Versorgungsqualität an der Schnittstelle Krankenhaus zum häusliches Umfeld, eine Effizienzsteigerung und letztlich eine Kostenreduktion zu erreichen. Dabei sind spezifische pflegerische Interventionen für Patientinnen und Patienten nach akutmedizinischer Behandlung im Krankenhaus, die keine weitere professionelle Versorgung in Anspruch nehmen und in ihr häusliches Umfeld entlassen werden, von besonderer Relevanz. Denn ein wesentlicher Anteil von Patientinnen und Patienten nimmt keine professionellen Betreuungsangebote nach der Entlassung in Anspruch. Untersuchungen, die sich auf die Übergangsproblematik aus Patientenperspektive beziehen, sind besonders im deutschsprachigen Raum kaum zu finden.

Fragestellung: Welche spezifischen pflegerischen Interventionen können von Pflegenden im Rahmen des Entlassungsmanagements direkt für Patientinnen und Patienten und deren Angehörige angeboten werden, wenn diese nach Hause entlassen werden, und nicht durch professionelle Dienstleister weiterbetreut werden, sondern eigenständig und durch Angehörige versorgt werden? Welche Effekte haben diese pflegerischen Interventionen und welche Aspekte sollen im Pflegeentlassungsbrief für die Patientinnen und Patienten bei der Entlassung aus dem Krankenhaus schriftlich dargestellt werden?

Methodik: Mit einer systematischen Literaturrecherche von April bis Juni 2017 in den Datenbanken Pub Med, Chochrane, Datenbank der LK Holding NÖ, in Universitätsbibliothek und per Handsuche wurde die Literatur ermittelt. Nach der Prüfung an Hand der Ein- und Ausschlusskriterien, der Bewertung der Güte und einer Analyse verblieben neun englisch- und deutschsprachige Studien und zwei Leitlinien zur Beantwortung der Forschungsfragen.

Ergebnisse: Die individuelle Entlassungsplanung, ein Nachbetreuungsplan, ein Entlassungsgespräch, poststationäre Entlassungsunterstützung sind spezifische pflegerische Interventionen des Entlassungsmanagements, die Patientinnen und Patienten, die ohne weitere professionelle Unterstützung in ihr häusliches Umfeld entlassen werden, bedarfsgerecht unterstützen. Auch der Entlassungsbrief ist ein obligatorischer Bestandteil des Entlassungsmanagements, aber ein wenig erforschter Bereich. Unterschiede in der Benennung und fehlende Angaben zum Umfang der Intervention erschweren eine wissenschaftliche Überprüfung. Die Effekte werden mit Qualitätsindikatoren u.a. mit Reduzierung der Wiedereinweisungsraren, Patientenzufriedenheit, verbesserte Wissenswerte gemessen. Besonders heben sich mehrere kombinierte, individuelle und mit den Patientinnen und Patienten abgestimmte Interventionen hervor, die auch multidisziplinär kommuniziert werden, (prä-)stationär beginnen sowie nach der Entlassung weitergeführt werden.

Schlussfolgerungen: Das Entlassungsmanagement ist als systematischer Prozess im Bereich der Pflege und durch hochqualifizierte Entlassungsplaner anzubieten. National bestehen ein Personal- und Schulungsbedarf sowie ein Handlungsbedarf zur Ausweitung der Interventionen in den häuslichen Bereich hinein.

Schlüsselwörter: Entlassungsmanagement, Entlassungsplanung, Austrittsplanung, Pflegeentlassungsbericht, Patienten und Angehörige, in Verbindung mit Pflege.

Abstract

Background: Significantly rising health costs, a shortening of the length of stay especially in the hospital sector and the increasing number of elderly people request for integrated care concepts to achieve a sustainable improvement in the quality of care at the hospital-to-home interface, an increase in efficiency and ultimately a cost reduction. Specific nursing interventions are of particular relevance for patients after acute medical treatment in the hospital, which do not receive any further professional care and are released into their home environment. A substantial proportion of patients do not consume professional care after their discharge. Studies that relate to the transition problem from a patient's perspective can hardly be found, especially in the German-speaking world.

Problem: What specific nursing interventions can be offered directly to the patients and their relatives when they are discharged home and do not receive home care by professional service providers but are caring for themselves or supported by their relatives? What effects do these nursing interventions have and what aspects should be presented in a written nursing discharge letter for patients when they are discharged from the hospital.

Methods: The literature was determined with a systematic literature search from April to June 2017 in the databases Pub Med, Chochrane, database of the LK Holding NÖ, in the university library and by hand search. After examining the literature with inclusion and exclusion criteria, the assessment of the quality and a further analysis, nine English- and German-language studies and two guidelines for answering the research questions remained.

Results: The individual discharge planning, follow-up care planning, discharge information, discharge support after hospitalization are specific nursing interventions for transitional care patients who are discharged to their home environment without further professional support. The written discharge letter is also a compulsory part of the transitional care, but only a poorly explored area. Differences in the naming and missing information on the number of activities of an intervention make a scientific review more difficult. The effects are measured with quality indicators as reduced readmission rates, patient satisfaction and improved patient knowledge. In particular, several multi-component combined interventions, individually adapted to the patients are highlighted, which are also communicated in a multidisciplinary manner, starting from an inpatient position, and are passed on after discharge.

Conclusion: Transitional care is to be offered as a systematic process and by highly qualified health professionals as discharge planners. Nationally, there is a need for more staff and training, as well as for actions to expand interventions into the domestic sector.

Keywords: Discharge planning, nursing discharge reporting, patient discharge letter, written nursing discharge instructions, patients and relatives, health professionals, nurses professions.

Inhaltsverzeichnis

Abkürzungsverzeichnis

BMFG	Bundesministerium für Gesundheit und Frauen
BQLL AUFEM	Bundesqualitätsleitlinie Aufnahme- und Entlassungsmanagement
DNQP	Deutsches Netzwerk für Qualitätsentwicklung in der Pflege
ELGA	Elektronische Gesundheitsakte
IHS	Institut für höhere Studien
KAV	Krankenanstalten Verbund Wien
LK	Landeskliniken
MA	Magistrat der Stadt Wien
NÖ	Niederösterreich
ÖBIG	Österreichisches Bundesinstitut für Gesundheitswesen
OECD	Organisation für wirtschaftliche Zusammenarbeit und Entwicklung
ÖSG	Österreichischer Strukturplan Gesundheit
PACD	Post-Acute Care Discharge scores
RCT	Randomized Controlled Trials (Randomisierte kontrollierte Studie)
SGB	Sozialgesetzbuch
TCM	Transitional Care Modell

Tabellenverzeichnis

1. Einleitung

Patientinnen und Patienten, die vom Krankenhaus nach Hause entlassen werden, sind oft mit ihrem Alltag zu Hause überfordert. Im Krankenhaus wurden sie vollumfänglich betreut und versorgt. Der Übergang nach Hause stellt dann eine unvorhergesehene Überforderung dar, da die Patientinnen und Patienten plötzlich für alle Alltäglichkeiten und die pflegerische Selbstversorgung verantwortlich sind. Auch sind für die Patientinnen und Patienten wichtige Informationen, die sie im Krankenhaus mündlich erhalten haben, zu Hause oft nicht mehr oder nicht mehr ausreichend präsent.

Ziel der Arbeit ist es, anhand pflegewissenschaftlicher Erkenntnisse aus der Literatur aufzuzeigen, ob und durch welche pflegerischen Interventionen im Rahmen der Entlassungsplanung nach akutstationärem Aufenthalt, positive Auswirkungen auf die Selbstversorgung und die Bewältigung des Alltages zu Hause bei den Patientinnen und Patienten zu erreichen sind. Um in weiterer Folge zu einer Verbesserung der Lebensqualität und Gesundheit der Patientinnen und Patienten und deren Angehörigen beizutragen.

Die hohen und weiter steigenden Gesundheitsausgaben, insbesondere im Krankenhauswesen sind ein viel diskutiertes Thema. Die Einführung diagnosebezogener Fallpauschalen wird als eine der Ursachen genannt. Zudem scheint es in Österreich eine Tendenz zur raschen Spitalseinweisung und Wiedereinweisung zu geben. So hatte Österreich im Verhältnis zu seinen Einwohnern im Jahr 2013 die höchste Zahl an Spitalsbehandlungen in der OECD. Es gibt aber nicht nur Entwicklungen in eine Richtung. Laut einem Bericht des Instituts für höhere Studien (IHS) in Österreich haben die erheblich steigenden Kosten für das Gesundheits- und Pflegewesen, die steigende Anzahl von chronischen Erkrankungen und der Anstieg von Multimorbidität, die Entwicklung von integrierten Versorgungskonzepten zur Folge. Das soll zu einer nachhaltigen Verbesserung der Versorgungsqualität, einer Effizienzsteigerung und letztlich zu einer Kostenreduktion führen. Ein Teil der integrierten Versorgung betrifft die Betreuung nach der Entlassung. Die Nachbetreuung von Patientinnen und Patienten nach akutmedizinischer Behandlung im Krankenhaus erfolgt abhängig vom Unterstützungs- und Versorgungsbedarf entweder vom Patientinnen und Patienten selbst, den Angehörigen oder durch professionelle Gesundheitsdienstleister. Laut der Interessensgemeinschaft pflegender Angehöriger ist statistisch gesehen jede vierte Familie in Österreich mit der Problematik von Hilfs- oder Pflegebedürftigkeit konfrontiert (ÖBIG, 2005). Ein wesentlicher Anteil der pflegebedürftigen und chronisch kranken Personen (53%) nimmt keine professionellen Betreuungsangebote in Anspruch. Die Betreuung findet ausschließlich durch Familienangehörige, darunter auch 3,5% (42.700) Kinder und Jugendliche (Young Carers) statt (BMFG, 2014). Es bestehen an der Schnittstelle Krankenhaus und Entlassung nach Hause für die Patientinnen und Patienten insbesondere bei der Einbeziehung der Perspektive der Patientinnen und Patienten und ihrer Angehörigen große Defizite. Der pflegerelevante Versorgungsbedarf und die Bewältigungserfordernisse der Patientinnen und Patienten bleiben an der Schnittstelle Entlassung aus dem Krankenhaus nach Hause weitgehend unberücksichtigt (Messer, 2008). Damit aber eine möglichst gute und effektive bedarfsorientierte Nachbetreuung erfolgen kann, bräuchte es einen individuellen und interdisziplinären Entlassungsbrief, den die Patientinnen und Patienten bei Entlassung erhalten und der auch die Informationen zum pflegerischen Betreuungsverlauf und den pflegerischen Unterstützungs- und Versorgungsbedarf zum Zeitpunkt der Entlassung enthält. So wie das gegenwärtig mit dem Arztbrief eine Selbstverständlichkeit ist. Es ist im Wiener Krankenanstalten Gesetz (§ 38) festgelegt, dass für die Patientinnen und Patienten bei der Entlassung ein Entlassungsbrief anzufertigen ist, der für die allfällig weitere pflegerische Betreuung notwendigen Angaben übersichtlich und zusammengefasst zu enthalten hat, um die gebotene unerlässliche Betreuungskontinuität zu gewährleisten (MA 5, 2017).

Wilkinson (2012) ist der Ansicht, dass ein schriftlicher Pflegeentlassungsbericht für die Patientinnen und Patienten eine nachhaltige Information über den Nachsorgebedarf und mitunter auch einen Hinweis zur Bedeutung der Eigeninitiative darstellt. In einem systematisch gegliederten Pflegeentlassungsbericht werden die erbrachten pflegerischen Dienstleistungen sowie die nötigen weiterführenden pflegerelevanten Maßnahmen für den Patienten beschrieben. Damit liegt Transparenz in der Dienstleistungserbringung und die Visualisierung professionellen Pflegehandelns vor (Wilkinson, 2012). Im Sinne der Effizienz und Transparenz in der Dienstleistungserbringung und zur Vermeidung von Doppelungen oder Unterlassungen ist es geboten, eine systematische Verlaufsdokumentation und Evaluation zu führen, als Beitrag zu einer gerechten Versorgungs- und angemessenen Ressourcenverteilung (DNQP, 2009; Tackenberger, 2012; Wilkinson, 2012). Angesichts der Notwendigkeit der gerechten und effizienten Verwendung von Gesundheitsgütern, wird auch speziell für die Pflegeberufe die Dokumentation pflegerischer Interventionen zur besseren Überbrückung der Nahtstelle zwischen stationärer und ambulanter Versorgung immer mehr Bedeutung und Relevanz bekommen. Nur durch die Darstellung des jeweilig erforderlichen Unterstützungsbedarfs wird die Betreuungs- und Versorgungskontinuität für alle betroffenen Patientinnen und Patienten sichergestellt.

Die vorliegende Arbeit ist das Ergebnis einer intensiven theoretischen Auseinandersetzung mit den Interventionen des Entlassungsmanagements und deren Effekten. Es wird einleitend das methodische Vorgehen beschrieben (Kapitel 4). Im Anschluss wird die Begriffsklärung zum Entlassungsmanagement vorgenommen und Transitional Care Modell (TCM) vorgestellt. Im Kapitel 6 werden die Interventionen des Entlassungsmanagements anhand der recherchierten Literatur und systematisch im zeitlichen Behandlungsverlauf (Aufnahme, Entlassung, zu Hause) dargestellt. Den Effekten der Interventionen widmet sich eingehend das Kapitel 7. Anhand von Qualitätsindikatoren werden die Ergebnisse in einer Tabelle übersichtlich präsentiert (Tabelle 5). Drei Effekte werden im Detail im Fließtext erörtert. Dabei wird dem Pflegeentlassungsbericht mit der Darstellung des pflegerischen Nachsorgebedarfs besondere Aufmerksamkeit gewidmet. Eine Zusammenfassung und die Schlussfolgerungen zu den Ergebnissen schließen die Arbeit ab.

2. Problembeschreibung und Relevanz des Themas

In der Bundesrepublik Deutschland wurden im Jahr 2015 in 1.956 Krankenhäusern 19,2 Millionen Patientinnen und Patienten stationär versorgt. Die durchschnittliche Verweildauer lag bei 7,3 Tagen (Statistisches Bundesamt, 2017). In Österreich wurden im Jahr 2015 in 277 Krankenhäusern 2,8 Millionen Patientinnen und Patienten stationär versorgt. Die durchschnittliche Verweildauer lag bei 5,3 Tagen (BMFG, 2017). Die Entwicklung der stationären Endkosten je Belagstag in Österreichs landesgesundheitsfondsfinanzierten Krankenanstalten ist von 503 Euro im Jahr 2006 auf 782 Euro im Jahr 2015 angestiegen (BMFG, 2017). Das bedeutet eine Steigerung um 55 Prozent und dieser Wert liegt beinahe um das Dreifache (2,9) über der Inflation von 19 Prozent (Verbraucherpreisindex) in diesem Zeitraum (Statistik Austria, 2017). Österreich hat 7,6 Betten pro tausend Einwohner und liegt damit knapp hinter Deutschland mit 8,2 Betten pro tausend Einwohner. Österreich kommt auf 266 Spitalsentlassungen je tausend Einwohner und das ist um 70% mehr als der OECD-Schnitt, der bei 155 Entlassungen je tausend Einwohner liegt (OECD, 2017). Die Zahlen der hohen Krankenhaushäufigkeit gepaart mit kurzem Krankenhausaufenthalt in Österreich weisen auf einen großen Drehtüreffekt hin (ÖBIG, 2010). Auch aus den Vereinigten Staaten wird von frühen Wiederaufnahmen nach Krankenhausaufenthalten als ein häufiges und teures Phänomen berichtet. Besonders betroffen sind die älteren Hochrisikopatienten. Generell ist einer von fünf Patienten von einer Wiederaufnahme innerhalb von 30 Tagen nach der Entlassung betroffen.

In Österreich wurden im Jahr 2015 in 277 Krankenhäusern 2,8 Millionen Patientinnen und Patienten stationär versorgt. Programme zur Unterstützung der Patientinnen und Patienten nach der Krankenhausentlassung und zur Reduktion der Wiederaufnahme haben für die politischen Entscheidungsträger oberste Priorität. Dabei werden spezifische Interventionen zur Entlassungsplanung auf ihre Wirksamkeit bezüglich der Reduktion der Wiederaufnahme ins Krankenhaus überprüft. Die Ergebnisse sprechen für eine Durchführung von individuellen komplexen unterstützenden Interventionen für Patienten nach der Entlassung (Leppin et al., 2014). Die steigenden Wiederaufnahmeraten sind auch bedingt durch den demographischen Wandel, die Zunahme der chronischen Erkrankungen und die fortlaufende Entwicklung immer komplexerer und umfangreicherer Behandlungsmethoden. Das stellt das Gesundheitssystem vor mannigfaltige Herausforderungen. So werden in Krankenhäusern immer mehr ältere und chronisch kranke Menschen behandelt, die ein höheres Risiko für Komplikationen haben und einen höheren Bedarf an Betreuung und Versorgung nach der Entlassung aus dem Krankenhaus aufweisen (Wiedenhöfer et al., 2010). Eine weitere Herausforderung für die Patientinnen und Patienten, deren Angehörige wie auch für das Entlassungsmanagement, ist die gewollte zunehmende Verkürzung der durchschnittlichen Verweildauer des Krankenhausaufenthalts. Durch die kürzere Verweildauer ist für die Planung der notwendigen poststationären Versorgungsleistungen sowie für die Unterstützung der Patientinnen und Patienten bei der Bewältigung der krankheitsbedingten Anforderungen, die nach der Entlassung auf sie zukommen, einfach weniger Zeit zur Verfügung. Die Patientinnen und Patienten und deren Angehörige, aber auch die ambulanten Gesundheitsdienstleister sind mit einem erhöhten Unterstützungs- und Betreuungsbedarf im häuslichen Umfeld konfrontiert (Wiedenhöfer et al., 2010; Wingenfeld, 2005).

Um eine nachhaltigere und effizientere Leistungserbringung und auch eine Senkung der Wiederaufnahmeraten im Gesundheitsbereich zu erreichen, ist eine individuelle Versorgungsplanung unentbehrlich. Für eine integrierte Versorgung ist die Vernetzung und Koordination zwischen den Gesundheitsanbietern mit ihren multiprofessionellen Dienstleistern sowie dem öffentlichen und privaten Sozialwesen von grundlegender Bedeutung. Im Vordergrund steht dabei eine personenzentrierte individuelle und zielorientierte Versorgung der Betroffenen und ein umfassender individueller Versorgungsplan, der allen an der Versorgung beteiligten Personen als Orientierung dienen soll (Czypionka, Kraus, Reiss, Röhrling & Karadakic, 2016). Mit der Einführung des Österreichischen Strukturplans Gesundheit (ÖSG) über die Organisation und Finanzierung des Gesundheitswesens, ist eine verbindliche Grundlage für eine integrierte Leistungsangebotsplanung für Krankenanstalten, für die Haus- und Fachärzte und Rehabilitationszentren sowie für die Nahtstellen zur Pflege geschaffen worden (Reichmann & Sommersguter-Reichmann, 2016). Auch Winkler, Beifus und Köberlein-Neu (2016) betonen die Bedeutung der Vernetzung der Strukturen zwischen Krankenhaus und anderen Gesundheitsdienstleistern sowie für alle an der Betreuung beteiligten Akteure. Das Deutsche Netzwerk für Qualitätsentwicklung in der Pflege (DNQP, 2009) weist ebenso auf die Bedeutung der multiprofessionellen Zusammenarbeit und Kommunikation hin, als Voraussetzung für eine gelungene Austrittsplanung, um damit Wiedereinweisungen ins Krankenhaus zu vermindern.

Die Zahl der Beschäftigten im Pflegebereich stellt eine der größten Dienstleistungsgruppen im Gesundheitswesen dar. Im Bereich der Pflege stellen die ca. 1,2 Millionen Beschäftigten in Deutschland zahlenmäßig die größte Berufsgruppe dar. Davon sind fast die Hälfte der Beschäftigten in der stationären Krankenpflege und der andere Anteil in der extramuralen ambulanten Pflege beschäftigt. Diese Berufsgruppe stellt damit auch die stellen- und kostenmäßig größte Personalgruppe in den deutschen Krankenhäusern und ambulanten Diensten dar (Glaser, & Höge, 2005). Für Österreich gilt das oben gesagte ebenfalls. Die Anzahl der Krankenpflege- und Geburtshilfepersonen pro 1.000 Einwohner ist in Deutschland 80 und in Österreich 66 pro 1.000 Einwohner (Lexas, 2010). Da ist die Frage zulässig, was der Bereich Pflege zur Effizienzsteigerung und nachhaltigen Kostensenkung beitragen kann? Im Expertenstandard Entlassungsmanagement in der Pflege (DNQP, 2009), wird zwischen Unterstützungsbedarf und Versorgungsbedarf unterschieden. Der Unterstützungsbedarf umfasst die krankheitsbedingten Selbstpflege- und Versorgungerfordernisse in der individuellen Lebenssituation der Patientinnen und Patienten. Der Unterstützungsbedarf soll von Patientinnen und Patienten und seinen Angehörigen abgedeckt werden. Der Versorgungsbedarf betrifft jene Maßnahmen, die durch professionelle Versorgungdienstleister abgedeckt werden sollen und richtet sich somit an die Gesundheitsdienstleister. In einer individuellen Entlassungsplanung sind dementsprechend die Patientinnen und Patienten und deren Angehörigen sowie andere beteiligte Berufsgruppen involviert. Die jeweiligen Aufgabenbereiche sind gegenüber den Patientinnen und Patienten und deren Angehörigen zu benennen und durch die Bereitstellung von schriftlichen Informationen im Pflegeentlassungsbrief transparent und nachhaltig verfügbar zu machen. Maßnahmen wie Information, Anleitung, Beratung und Schulung von Patienten und Angehörigen tragen zur Förderung von Selbstmanagementkompetenzen der Patientinnen und Patienten und ihrer Angehörigen bei (DNQP, 2009; Wilkinson, 2012).

Die Elektronischen Gesundheitsakte (ELGA) wurde in Österreich im Dezember 2015 stufenweise in den Krankenhäusern eingeführt. ELGA soll als Schlüssel zum Datenaustausch von Gesundheitsdienstleistern fungieren. Die erhobenen Befunde und der Behandlungsverlauf (ärztliche Entlassungsbrief, Pflegeentlassungsbrief) sind auch für die Patientinnen und Patienten selbst abrufbar und somit jederzeit einsehbar. Der Entlassungsbrief Pflege enthält im ELGA-Konzept den pflegebezogenen Teil der Krankheitsgeschichte und stellt eine relevante Information für den Patienten dar und ist für einen Informationsaustausch zwischen Gesundheitsdienstleistern von zentraler Bedeutung (Eder, 2014; ELGA, 2015; KAV 2016). In der Schweiz wurde eine multiprofessionelle Kommunikationsplattform entwickelt, um eine engere Zusammenarbeit zwischen Ärzten, Pflegenden und dem Sozialdienst zu fördern. Neue Modelle für die Koordination zwischen Akut- und Postakutversorgung sollen die Transparenz und den Austausch von klinischen und sozialen Informationen in einer gemeinsamen Informationstechnologie ermöglichen (Conca, 2015).

Wie in diesem Kapitel abgebildet, gibt es einen breiten Konsens von zahlreichen Autoren aus wissenschaftlichen (IHS) oder berufsspezifischen Institutionen (DNQP, ELGA, KAV, ÖGKV) zur Notwendigkeit einer systematischen schriftlichen Darstellung der Pflege- und Betreuungsmaßnahmen (Unterstützungs- und Versorgungsmaßnahmen) mit stichhaltigen Begründungen. Die Schnittstelle Krankenhaus und außerinstitutionelle Pflege wird in Bezug auf Effektivität und Nachhaltigkeit als erfolgskritisch identifiziert. Diese Daten und zahlreiche Veröffentlichungen (DNQP, 2009; Eder, 2014; ELGA, 2015; KAV, 2016; Wilkinson, 2012) weisen ausdrücklich auf den Bedarf von umfassender individueller Versorgungsplanung, einer systematischen Verlaufsdokumentation, eines funktionierenden Datenaustausches, der Visualisierung von Pflegeergebnissen und des Benennens der Aufgabenbereiche für alle an der Versorgung Beteiligten hin. Neben den professionellen Gesundheitsdienstleistern sind damit auch die Patientinnen und Patienten selbst und ihre Angehörigen zu involvieren, um damit die Eigeninitiative, die Mitarbeit und das Selbstmanagement zu fördern.

Es bestehen an der Schnittstelle Krankenhaus und Entlassung nach Hause für die Patienten insbesondere bei der Einbeziehung der Perspektive der Patienten und ihrer Angehörigen große Defizite. Der pflegerelevante Versorgungsbedarf und die Bewältigungserfordernisse der Patientinnen und Patienten bleiben an der Schnittstelle Entlassung aus dem Krankenhaus nach Hause weitgehend unberücksichtigt (Messer, 2008). Diese Problematik wird auch im Expertenstandard aufgegriffen. Es sind in Forschungen zahlreiche Schnittstellenprobleme zwischen beteiligten Einrichtungen und Berufsgruppen aufgezeigt. Im deutschsprachigen Raum sind nur wenige Beiträge zu finden, welche sich insbesondere auf die Übergangsproblematik aus Patientenperspektive wie auf die gesundheitliche und soziale Lage der Patientinnen und Patienten selbst beziehen. Einen geringen Stellenwert hat dabei die schriftliche Informationsübermittlung (Discharge Summeries) für die Weiterversorgung der Patientinnen und Patienten. Sie sind zwar ein obligatorischer Bestandteil des Entlassungsmanagement, werden aber in Forschungen nur vereinzelt thematisiert. Große Aufmerksamkeit bekommen dagegen die Überleitungsbögen oder Pflegeverlegungsberichte (Wingenfeld, Bockhorst, Jansen, 2009) in andere Gesundheitseinrichtungen.

Ein standardisiertes Entlassungsmanagement soll die Patientenversorgung substanziell und nachhaltig verbessern, heißt es im Ergebnisbericht von Pochobradsky und Neubauer (2014). Mit der Bundesqualitätsleitlinie zum Aufnahme- und Entlassungsmanagement (BQLL AUFEM) sollen für alle betroffenen Patientinnen und Patienten qualitätsgesicherte Versorgung und Betreuung und der jeweilige Unterstützungsbedarf verbessert werden. Diese BQLL sind in Österreich noch nicht flächendeckend umgesetzt. Als blockierende Faktoren werden von den betroffenen Ländern Strukturqualitätsdefizite, finanzielle Mehrausgaben (vermehrter administrativer Aufwand), fehlende Ressourcen (EDV, Zeit, Personal), fehlende Koordination und Kommunikation an den Schnittstellen, Konkurrenz zwischen Gesundheits- und Krankenpflege und Sozialarbeit, nicht ausreichende Ressourcen im extramuralen Pflegebereich, mangelnde Schulung und fehlende Akzeptanz bei den Mitarbeitern genannt. In jenen Ländern, in denen bereits eine Umsetzung in höherem Ausmaß stattfindet, überwiegen die positiven Effekte, wie die Entlastung für pflegende Angehörige, bessere Vorbereitung der Wohnumgebung, Verbesserung der Zufriedenheit und kompetente Beratung von Patientinnen und Patienten und Angehörigen, weniger Beschwerden bezüglich Informationsmangel, eine rasche, verbesserte und gezielte Informationsweitergabe, bessere Kooperation und Vernetzung zwischen den Bereichen, steigende Sensibilität bei den Mitarbeitern, übersichtliche Prozessdarstellung, Transparenz der Versorgung, kürzere Verweildauer, Vermeidung von Wiedereinweisungen. Alle diese Punkte sprechen deutlich für die Implementierung und Umsetzung der BQLL AUFEM (Pochobradsky & Neubauer, 2014).

Angesichts dieser Ausführungen ist es für alle Beteiligten im Gesundheitswesen von Interesse, sich im Rahmen des Entlassungsmanagements auch gezielt damit auseinanderzusetzten, welche konkreten pflegerischen Interventionen Patientinnen und Patienten benötigen, die nicht durch professionelle Dienstleister weiterbetreut werden, sondern sich eigenständig versorgen oder durch Angehörige zu Hause versorgt werden. Diese Personengruppe und ihre Angehörigen sind zu Hause oft mit dem Alltag überfordert und das führt häufig zu einer neuerlichen Krankenhauseinweisung. Die damit verbundenen, aber eigentlich vermeidbaren Mehrkosten stellen eine große Herausforderung für Finanzierung unseres Gesundheitswesens dar. Daher ist es ein beachtenswertes und bedeutendes Anliegen, einerseits die konkret erforderlichen pflegerischen Interventionen und andererseits ihre nachhaltigen Auswirkungen (Effekte) zu erforschen, um diese wissenschaftlich zu untermauern und deren Bedeutung für alle Akteure im Gesundheitswesen ersichtlich zu machen.

3. Fragestellungen und Ziele

Die obige Problembeschreibung führt aus, warum es für alle Beteiligten im Gesundheitswesen von Interesse ist, sich im Rahmen des Entlassungsmanagements damit auseinanderzusetzten, welche konkreten pflegerischen Interventionen Patientinnen und Patienten nach der Entlassung aus dem Krankenhaus benötigen, die nicht durch professionelle Dienstleister weiterbetreut werden, sondern sich in ihrem häuslichen Umfeld eigenständig versorgen oder durch Angehörige versorgt werden. Auch im Sinne einer Versorgungsgerechtigkeit ist es von Bedeutung, die Wirkung dieser Interventionen auf die Lebensqualität, das Sicherheitsgefühl und insbesondere die Gesundheit bei diesen Patienten zu erheben. Die Darstellung der pflegerischen Interventionen und deren nachhaltige Wirksamkeit ist zudem auch eine wesentliche Grundlage für die Rechtfertigung der Finanzierung derselben. Nachfolgende konkrete Fragen in Hinblick auf die pflegerischen Interventionen im Rahmen der Entlassungsplanung für die Patientinnen und Patienten und deren Angehörigen sollen auf Basis einer systematischen Literaturrecherche behandelt und beantwortet werden:

1. Welche spezifischen pflegerischen Interventionen können im Rahmen des Entlassungsmanagements von Pflegenden direkt Patientinnen und Patienten und deren Angehörige angeboten werden, wenn diese in ihr häusliches Umfeld entlassen werden und nicht durch professionelle Dienstleister weiterbetreut werden, sondern sich eigenständig versorgen?
2. Welche Effekte haben jene pflegerischen Interventionen des Entlassungsmanagements, die sich an selbst versorgende Patientinnen und Patienten richten, die in ihr häusliches Umfeld entlassen werden?
3. Welchen Effekt haben schriftliche Informationen zum pflegerischen Nachsorgebedarf (Pflegeentlassungsbrief), für die sich selbst versorgenden Patientinnen und Patienten, die in ihr häusliches Umfeld entlassen werden, wenn keine pflegerischen professionellen Dienstleister involviert sind und welche Aspekte sollen darin abgebildet werden?

Im Rahmen der vorliegenden Arbeit werden anhand einer systematischen Literaturrecherche spezifische pflegerische Interventionen im Rahmen der Entlassungsplanung dargestellt, die sich direkt an selbstversorgende Patientinnen und Patienten und deren Angehörige richten und die nachhaltige Darstellung eben dieser Interventionen behandelt. Ebenso soll die Wirksamkeit dieser spezifischen pflegerischen Interventionen erhoben und abgebildet werden. Im Mittelpunkt der pflegerischen Betreuung steht der Patientinnen und Patienten mit seinen individuellen Bedürfnissen und Interessen. Aufgabe der Pflege ist es, diese wahr zu nehmen und die Patientinnen und Patienten nach ihren Möglichkeiten zu unterstützen und zu fördern. Für den Übergang vom Krankenhaus nach Hause ist die Mitwirkung der Patientinnen und Patienten und der Angehörigen im Behandlungskonzept zu berücksichtigen. Ihre Perspektive ist systematisch in den Versorgungsplan zu integrieren, um damit eine individuelle bedarfsgerechte Versorgungskontinuität sicherzustellen. Mit einer nachhaltigen Darstellung, des für eine professionelle Betreuung benötigten pflegerischen Nachsorgebedarfes, ist für Transparenz in Bezug auf die zu erbringende Dienstleistung gesorgt.

Mit der Darstellung der Wirksamkeit der pflegerischen Interventionen für die Patientinnen und Patienten, ist eine wesentliche Grundlage für die Qualitätssicherung, die Berechnung und Bereitstellung der benötigten Mittel hergestellt. Ebenso können diese Daten in Folge als Basis für die wissenschaftliche Weiterentwicklung in der Pflege verarbeitet werden. Ein weiterer Nutzen liegt in der Verbesserung im Bereich der Schnittstelle stationäre und ambulante Betreuung und der Stärkung der Selbstpflegefähigkeiten und Gesundheitskompetenzen der Patientinnen und Patienten, was sich positiv auf die Lebensqualität, das Sicherheitsgefühl und die Gesundheit auswirkt. Damit leisten die Pflegeberufe einen weiteren Beitrag zu einer gerechten und effizienten Verwendung von Gesundheitsgütern. Darüber hinaus resultierende Auswirkungen können zu einer breiteren Anerkennung der pflegerischen Tätigkeiten unter den Gesundheitsdienstleistern, in der Gesellschaft und auch in der Politik führen. Damit einhergehen eine Stärkung der beruflichen Rolle, der Identität und Professionalität der Pflegenden verbunden mit einer steigenden Arbeitszufriedenheit (Neuer, 2011; Brobst, 2007). Diese Arbeit kann auch als ein Argument für die raschere Implementierung und Umsetzung der BQLL AUFEM gesehen werden.

4. Methodische Vorgehensweise

In diesem Kapitel soll mit der übersichtlichen Darstellung der methodischen Vorgehensweise, eine möglichst optimale Nachvollziehbarkeit der Ergebnisse gewährleistet werden.

4.1 Literaturrecherche

Diese Bachelorarbeit stellt eine Literaturarbeit dar. Basierend auf einer systematischen Literaturrecherche und -analyse findet eine eigenständige und kritische Auseinandersetzung mit der einleitend beschriebenen Thematik statt. Damit soll in dieser Arbeit ein

Überblick über den wissenschaftlichen Stand zu den spezifischen pflegerischen Interventionen im Rahmen der Entlassungsplanung und deren Wirksamkeit für die Patientinnen und Patienten und Angehörigen gegeben werden (Kleibl & Mayer, 2011).

4.1.1 Suchbegriffe

Eine systematische Literaturrecherche ist mit den folgenden deutschen und englischen Suchbegriffen die in der Tabelle 1 abgebildet sind sowie mit der Kombination von Booleschen Operatoren durchgeführt worden.

Suchbegriffe deutsch	Suchbegriffe englisch
Pflege Entlassungsbericht	nursing discharge reporting
Pflegerischer Entlassungsbericht	nursing discharge notes
Austrittsplanung	nursing discharge summery
Entlassungsmanagement	patient discharge letter
Entlassungsplanung	written nursing discharge instructions
Patienten und Angehörige in Verbindung mit Pflege	Hospital discharge
	Health professionals, nurses professions
	patient, relatives, family members

Tabelle 1: Suchbegriffe

4.1.2 Ein- und Ausschlusskriterien

Die Literatur wurde unter Berücksichtigung folgender Ein- und Ausschlusskriterien selektiert.

Einschlusskriterien:

Die Publikationsart bezieht sich auf systematische Reviews, Meta-Analysen, randomisierte kontrollierte Studien, qualitative Studien, Leitlinien, Expertenstandards, Fachbücher, Diplomarbeiten und Dissertationen im Zeitraum von 1997 bis 2017, in deutscher und englischer Sprache. Das Setting ist bezogen auf allgemeine pflegerische Interventionen für Patienten im Rahmen der Entlassung aus dem Krankenhaus in den häuslichen Bereich. Das Alter der Patienten liegt ab dem neunzehnten Lebensjahr.

Ausschlusskriterien:

Studien im Langzeitpflegebereich (Pflegeheim), Transferierung in eine andere stationäre Betreuung (z.B. Pflegeheim, Rehabilitation) und den damit verbundenen Transferierungsbericht, medizinischer Entlassungsbericht (Arztbrief), die Übergangsbetreuung im psychiatrischen und palliativen Pflegebereich (da hier eigene spezielle Programme angeboten werden).

4.2 Suchstrategien

Mittels einer systematischen Literaturrecherche wurden von April bis Juni 2017 relevante Studien und Artikeln generiert. Verwendet wurden dafür die Datenbank PubMed, die Datenbank Cochrane Library, die Online Bibliothek der Landeskliniken-Holding Niederösterreich mit den integrierten Datenbanken: CHINAHL, EbM-Guidlines, Thieme Verlagsgruppe, Thieme Connect, Ebminfo.at, Pflegewissenschaft, Buchholz-Fachinformationsdienst, Schaffler Verlag, Springer Link, UpToDate, Hofgrefe Verlag und Ludwig Boltzmann Institut. Per Handsuche wurde in den Bibliotheken am Campus Rudolfinerhaus in Wien, der Gesundheits- und Krankenpflegeschule Baden und der Universitätsbibliothek der Medizinischen Universität Wien spezifische Literatur gesucht.

Des Weiteren wurde auf den Internetportalen Gesundheit Österreich, Elektronische Gesundheitsakte (ELGA), Bundeskanzleramt Rechtsinformationssystem (RIS) und BASE Suchmaschinen für wissenschaftliche Open Access nach Publikationen recherchiert. Zusätzlich wurde mit Hilfe der gefundenen Publikationen das Schneeballprinzip angewendet, dadurch wurde weitere relevante Literatur zum Thema erschlossen.

4.2.1 Datenbankrecherche

Mit Hilfe der Suchbegriffe und deren Verknüpfung untereinander als auch mit der Anwendung von Eingrenzungen wurde die systematische Literaturrecherche durchgeführt. Die Tabelle 2 zeigt die Ergebnisse der Suche in den jeweiligen Datenbanken.

Datenbank	Suchbegriffe, Verknüpfungen, Einschränkungen	Anzahl Treffer	Aus-schluss	Ein-schluss
Cochrane Library	1 result from 1055999 records 'written nursing discharge instructions in Abstract and "hospital" not "doctor" not psychiatric and adult patient in Trials'	1	1	0
	9 results from 9832 records 'nursing discharge reporting in Title, Abstract, Keywords and "hospital" and "adult" not psychiatric in Cochrane Reviews'	9	9	0
	4 results from 9832 records "discharge planning" in Title, Abstract, Keywords in Cochrane Reviews'	4	3	1
	4 results from 9832 records, discharge instructions in Title, Abstract, Keywords in Cochrane Reviews'	4	3	1
PubMed	(Pflegeentlassungsbericht[All Fields]) AND (("1993/01/01"[PDAT] : "2017/12/31"[PDAT]))	0	0	0
	((patient discharge **letters**) AND hospital) AND health care professionals Adult 19+, englisch, 1997-2017, Free full text	99 8	7	1
	(written nursing discharge instructions) AND Hospital,	3	3	0

	1997-2017, Free full text			
	(((patient discharge letter) AND hospital) AND health care professionals) NOT doctor, 2000-2017, Englisch, Adult 19+, full text	43 12	12	0
Online Daten-bank der LK-Holding NÖ	Entlassungsbericht AND Krankenhaus AND Patient AND Pflege OR Austrittsplanung NOT Arztbrief 1997-2016	26	24	2
	Patient discharge letter AND Information practices AND hospital AND health care professionals or nurse NOT Physicans or doctor NOT Psychiatrics patients Volltext, 2000-2017, wissenschaftliche Zeitschriften, englisch	6	6	0
	Entlassungsmanagement AND vom Krankenhaus nach Hause OR Pflegebericht AND Erwachsene NOT Kinder, 2000-2017, Wissen-schaftliche Zeitschriften	35	35	0

Tabelle 2: Systematische Literaturrecherche

4.2.2 Literaturauswahl

In der nachfolgenden Tabelle 3 ist das quantitative Ergebnis der Literaturrecherche dargestellt. Durch das Schneeballprinzip wurden vier weitere relevante Publikationen zum Thema erschlossen. Die Begründungen für die ausgeschlossenen Treffer sind doppeltes Vorkommen, medikamentöse Therapie, psychiatrische Fälle, Kinder, Rehabilitation, mangelnde Qualität der Studie, keine wissenschaftliche Arbeit, kein Volltext verfügbar, medizinischer Themenbereich, Langzeitpflege oder Pflegeunterricht.Nach dem ersten Lesen der Artikel von Titeln und Abstracts ergaben sich aus den 120 Treffern 17 relevanten Publikationen aus der systematischen Literaturrecherche in den Datenbanken und der Handsuche. Nach einer sorgfältigen Überprüfung der 17 Publikationen bezüglich der Ein- und Ausschlusskriterien und durch das vollständige Lesen wurden neun Studien als relevant eingestuft.

Datenbank	Treffer	Ausge-schlossen	Eingeschlossen nach Beurteilung Titel & Abstract	Eingeschlossen nach Beurteilung der Volltexte
Chochrane	18	14	4	2
PubMed	23	22	1	1
LK Holding NÖ	67	59	8	2
Handsuche	12	8	4	4
Summe	120	103	17	9

Tabelle 3: Ergebnisse der Literaturrecherche

Die kritische Auseinandersetzung mit den relevanten verbliebenen neun Publikationen erfolgte, um die Qualität der Studien zu prüfen und um die Verwendbarkeit für die Auseinandersetzung und Bearbeitung der Forschungsfrage beurteilen zu können. Die Evidenzklassen wurden nach den Empfehlungen des AHRQ (Agency for Healthcare Research and Quality) angegeben (AWMF & ÄZQ 2001). Es wurden Studien der Klasse A (Evidenzgrad Ia, Ib) mindestens eine RCT (Randomisierte kontrollierte Studie) enthalten, und Studien der Klasse B gut durchgeführte nicht RCT (Evidenzgrad IIa, IIb, III) eingeschlossen. Eine tabellarische Übersicht zur Beurteilung der Qualität der Studien ist im Anhang 1 dargestellt.

5. Begriffsklärung

Um ein bündiges und gemeinsames Verständnis zu den in dieser Bachelorarbeit verwendeten zentralen Begriffen für die Leser zu gewähren und auch um die inhaltliche Weitläufigkeit darzustellen, werden das Entlassungsmanagement und das TCM hier genauer erläutert. In der Literatur ist bei der Verwendung des Begriffes Entlassungsmanagement oder von Synonymen (Übergangspflege) nicht immer eindeutig klar, welche und wie viele Interventionen inkludiert sind.

5.1 Entlassungsmanagement

Im deutschsprachigen Raum sind viele unterschiedliche Begriffe für das Entlassungsmanagement in Verwendung. Das wären Überleitungspflege, Übernahmemanagement, Nahtstellenmanagement, Case-Management, Pflegeüberleitung, Entlassungsplanung oder Austrittsplanung. Der Begriff Entlassungsmanagement wird aber überwiegend verwendet. Ferner wird in der BQLL AUFEM (2012) und im Expertenstandard (DNQP 2009) zwischen dem direkten und indirekten Entlassungsmanagement unterschieden. Ein einheitlicher allgemein gültiger Begriff und eine Definition existiert noch nicht. International hat sich das Transitional Care Modell (TCM) als Begriff für das Entlassungsmanagement erfolgreich durchgesetzt. Unabhängig von der Benennung beschreibt das Entlassungsmanagement ein Paket vielseitiger Maßnahmen, die eine bedarfsgerechte Weiterversorgung von Patientinnen und Patienten nach der Entlassung aus dem Krankenhaus sicherstellen sollen und darüber hinaus, den Patientinnen und Patienten und deren Angehörigen auf die Versorgungssituation zu Hause vorbereitet (AQUA Institut, 2015; DNQP, 2009; Wingenfeld, 2005). Eine Definition des Entlassungsmanagements nach der Bundesqualitätsleitlinie zum Aufnahme- und Entlassungsmanagement (BQLL AUFEM) lautet:

Entlassungsmanagement ist eine standardisierte Maßnahme im Sinne des Case Managements, die für Patientinnen/Patienten mit multiplem Versorgungsbedarf im Anschluss an die Krankenhausentlassung pflegerische, medizinische und soziale Dienstleistungen institutionsübergreifend organisiert. (BQLL AUFEM, 2012)

Laut Dash, Zarle, O´Donnel & Vince-Whitman (2000) lässt sich zu dieser Definition noch eine Komponente hinzuzufügen und zwar die Berücksichtigung und Betreuung schon während des aktuellen stationären Aufenthalts. In der BQLL AUFEM (2012) wird auch von einem Beginn der Entlassungsplanung vor der Aufnahme ins Krankenhaus berichtet sowie darauf hingewiesen, dass für alle Patientinnen und Patienten eine geordnete Entlassungsplanung sichergestellt werden muss, auch wenn kein oder kaum Unterstützungsbedarf vorliegt. Die Qualifikation und die Abwicklung durch Entlassungsmanager zeigt Vorteile in der Betreuungskontinuität und der Qualität der Entlassungsplanung (BQLL AUFEM, 2012; Allen et al., 2014; Johnson et al., 2005; Laugaland et al., 2012; Leppin et al., 2014).

5.1.1 Direktes und indirektes Entlassungsmanagement

Im Expertenstandard Entlassungsmanagement (DNQP, 2009) werden die Aufgabenbereiche des Entlassungsmanagements als direkt patientenbezogene und indirekt patientenbezogene Aufgaben beschrieben. Die direkt patientenbezogenen Aufgaben sind die Information, Beratung, Anleitung, und Schulung und zu den indirekten patientenbezogenen Aufgaben gehören die Koordinations-, Organisations- und Kommunikationsaufgaben. Erwähnenswert scheint hierzu, der auch in Deutschland im Sozialgesetzbuch gesetzlich geregelte Anspruch der Patienten auf eine Entlassungsplanung (SGB V, §39).

5.1.2 Das Transitional Care Modell (TCM)

Das TCM ist ein internationales Modell für krankenhausbasierte Entlassungsplanung und ein weiter Begriff für spezifische pflegerische Interventionen, die einen sicheren und zeitgerechten Übergang für Patientinnen und Patienten zwischen stationärer und häuslicher Versorgung sicherstellen sollen. Es gibt keine eindeutige Definition und auch keine strikte Abfolge von Interventionen. Es ist ein Vorsorgeprogramm für Re-Hospitalisierung und berücksichtigt eindeutige konzeptuelle Kategorien von Pflegeinterventionen. Es inkludiert Interventionen vor der Aufnahme ins Krankenhaus und ganzheitliche Betreuung unmittelbar nach der Entlassung. Die einzelnen Elemente des TCM sind ein Assessment, eine Pflegeplanung, Patientenedukation zur Selbstversorgung mit Medikamentenmanagement, Kommunikation mit beteiligten Akteuren, Vorbereitung des Patienten und der Betreuenden auf die Entlassung und einen Nachbetreuungsplan (Allen et al., 2014; AQUA Institut, 2015).

6. Interventionen für Patientinnen und Patienten bei Entlassung in den häuslichen Bereich

Dieses Kapitel widmet sich der Beantwortung der ersten Fragestellung. Die vorhandene Literatur wird nach den spezifischen pflegerischen Interventionen im Rahmen des Entlassungsmanagements untersucht, welche sich direkt an Patientinnen und Patienten und deren Angehörige richten, wenn diese sich, nach der Entlassung aus dem Krankenhaus, in ihrem häusliches Umfeld eigenständig versorgen und nicht durch professionelle Dienstleister weiterbetreut werden. Die für die Beantwortung der Fragestellungen recherchierten neun Studien setzen sich aus fünf systematischen Übersichtsarbeiten, einer Längsschnittstudie, einer qualitativen Studie (Interviews) einer prospektive Studie und eine randomisiert kontrollierten Studie zusammen. Die Effekte von unterschiedlichen pflegerischen Interventionen des Entlassungsmanagements wurden in diesen Studien anhand von Qualitätsindikatoren beobachtet, mit statistischen Methoden gemessen und ausgewertet. Da wissenschaftliche Studien zu diesem Thema in Deutschland und Österreich bei der für diese Arbeit verwendeten Literatur unterpräsentiert sind, werden einleitend die in diesen Ländern verwendeten wissenschaftlich fundierten Richtlinien zum Entlassungsmanagement mit den jeweiligen Interventionen abgebildet und gemeinsam mit den Interventionen aus den Studien präsentiert. Das TCM wurde bereits in der Begriffsklärung Kapitel 6.1.2 dargestellt. Es ist ein international weitverbreitetes gut erforschtes Entlassungsmodel und, da es in den fünf verwendeten Übersichtsarbeiten häufig vertreten ist, wird es in der Gegenüberstellung der Interventionen im zeitlichen Ablauf (Tabelle 4) auch abgebildet.

6.1 Bundesqualitätsleitlinie zum Aufnahme- und Entlassungsmanagement in Österreich (BQLL AUFEM)

Die Bundesqualitätsleitlinie zum Aufnahme- und Entlassungsmanagement in Österreich (BQLL AUFEM) wurde vom Bundesministerium für Gesundheit im Sinne des Gesundheitsqualitätsgesetzes zur Optimierung des Nahtstellenmanagement für Patientinnen und Patienten zwischen den unterschiedlichen Gesundheitseinrichtungen erlassen. Die BQLL AUFEM beschreibt evidenzbasiert die Prozesse zur Entlassungsplanung, um damit eine bundesweite einheitliche Vorgehensweise zu unterstützen. Das Nahtstellenmanagement (Versorgungsübergang) soll für Patientinnen und Patienten einen geschützten und fließenden Übergang von einer betreuenden Stelle zur nächsten sicherstellen. Dafür ist eine patientenorientierte und systematische Zusammenarbeit aller beteiligten Akteure nötig.

In der BQLL wird das Entlassungsmanagement als ein fixer Teil des Pflegeprozesses beschrieben und es beginnt mit dem Pflege-Assessment. Für alle Patienten muss eine geordnete Entlassungsplanung sichergestellt werden, unabhängig von ihrem Versorgungsbedarf, also auch wenn kein oder kaum Unterstützungsbedarf vorliegt. Die vier Kernprozesse des Aufnahme- und Entlassungsmanagements sind die Zuweisung, die Aufnahme, die Entlassungsvorbereitung und die Entlassung.

6.1.1 Die vier Kernprozesse

Im Kernprozess **Zuweisung** soll eine lückenlose Informationsweitergabe sichergestellt werden. Wesentliche und aktuelle Informationen zur Versorgung der Patientinnen und Patienten sollen eine kontinuierliche Versorgung und eine präzise Vorbereitung auf die bevorstehende Aufnahme ermöglichen. Im Kernprozess **Aufnahme** werden die vorhandenen Daten der Patientinnen und Patienten geprüft und ergänzt. Es ist innerhalb von 24 bis 48 Stunden nach Aufnahme ein Risiko-Assessment zur Erfassung und Abschätzung des poststationären Unterstützungsbedarfs durchzuführen. Es sind Informationen an relevante Nahtstellenpartner zu übermitteln, um die Weiterversorgung auch zu Hause zu gewährleisten und die Patientin und der Patient ist über den Prozess des Entlassungsmanagements zu informieren. Im Kernprozess **Entlassungsvorbereitung** sind alle Interventionen für einen optimalen Übergang aus der stationären Versorgung nach Hause oder in eine nachbetreuende Einrichtung zu organisieren. Es ist ein vorläufiger Entlassungstag als Orientierungshilfe festzulegen. Ein wichtiger Bestandteil ist, der Austausch des interdisziplinären Behandlungsteams mit anderen Gesundheits- und Sozialberufen. Patientinnen und Patienten und deren Angehörige sind in diesen Prozess frühzeitig einzubinden und ihre Bedürfnisse und der Unterstützungsbedarf ist für die Entlassungsplanung zu berücksichtigen. Es sind gemeinsam festgelegte Therapieziele zu definieren und bedarfsgerechte Beratungs- und Schulungsmaßnahmen durzuführen. Ebenfalls sind Maßnahmen zur lückenlosen Versorgung der verordneten Medikation einzuschließen. Zu den Interventionen der Entlassungsvorbereitung ist eine ist eine Verlaufsdokumentation zu führen. Der Kernprozess **Entlassung** ist mit dem Kernprozess Aufnahme bereits eingeleitet. Steht der Termin der Entlassung fest, ist am Vortag ein Entlassungsgespräch zu führen. Dabei soll die Informationsweitergabe, die Überprüfung und Bestätigung der geplanten Schritte und eine eventuelle Adaptierung erfolgen. Am Entlassungstag ist den Patientinnen und Patienten ein Entlassungsbrief auszuhändigen, der für eine allfällig weitere Betreuung alle nötigen Anordnungen, Angaben und Empfehlungen für eine optimale gebotene Betreuungskontinuität zu enthalten hat. Es wird eine abschließende Evaluierung innerhalb von 48 Stunden nach Entlassung empfohlen, damit kann der Entlassungsplan in Bezug auf Angemessenheit und Wirksamkeit überprüft werden (BQLL AUFEM, 2012).

6.2 Expertenstandard Entlassungsmanagement in der Pflege, Deutsches Netzwerk für Qualitätsentwicklung in der Pflege (DNQP)

Die im **Expertenstandard** Entlassungsmanagement in der Pflege beschriebenen Aufgabenbereiche des pflegerischen Entlassungsmanagements sind das initiale und das differenzierte Assessment, die Zielformulierung und Maßnahmenplanung, die Information, Beratung Anleitung und Schulung der Patientinnen und Patienten und bei Bedarf auch der Angehörigen, die Mobilisierung von Leistungen und deren Koordination sowie die Kontrolle und abschließende Evaluation.

6.2.1 Inhalte des pflegerischen Entlassungsmanagements

Das **initiale Assessment** ist ein systematisches auf den Patientenübergang zugeschnittenes Risiko-Assessment, das innerhalb von 24 bis 48 Stunden nach der Aufnahme durchgeführt werden soll, um jene Patienten zu erfassen, die ein erhöhtes Risiko für poststationäre Probleme nach der Entlassung haben könnten. Diese Risikoeinschätzung soll bei geplanten Aufnahmen schon vor der stationären Aufnahme erfolgen. Mit dem **differenzierten** Assessment soll der konkrete Unterstützungsbedarf eingeschätzt werden. Es gibt im deutschsprachigen Raum jedoch keine pauschale Empfehlung für ein allgemein gültiges Instrument. Das Spektrum der verwendeten Instrumente ist sehr heterogen. In dem Bereich der **Zielformulierung und Maßnahmenplanung** ist die Planung der Entlassungsmaßnahmen gemeinsam mit dem Patienten und seinen Angehörigen unter Berücksichtigung der Bedürfnisse und dem individuellen Bedarf abzustimmen und zu dokumentieren. Die eventuell noch an der Versorgung beteiligten Personen oder Einrichtungen sind miteinzubeziehen. In dem Aufgabenbereich **Information, Beratung, Anleitung und Schulung** liegt der Schwerpunkt auf der Patientenedukation und er gilt als ein besonders wichtiger Baustein des Entlassungsmanagements. Das Entlassungsdatum, der individuelle Entlassungsplan, die Vorbereitung auf die nachstationäre Situation, Medikamentenmanagement, Umgang mit Hilfsmittel, Wissensvermittlung, allgemeine Gesundheitsförderung sind Bestandteile dieser Maßnahmen und sind der jeweiligen Zielgruppe anzupassen. **Mobilisierung von Leistungen und Koordination** sind zum großen Teil kommunikative und administrative Tätigkeiten und zur besseren Entscheidungsfindung können disziplinübergreifenden Fallbesprechungen beitragen. Dokumentationsinstrumente für nachsorgende Institutionen sind Verlegungsberichte und Überleitungsbögen. Der abschließende Baustein zum Entlassungsmanagement ist die **Kontrolle und Evaluation** zu den durchgeführten und geplanten Maßnahmen. Dies soll laut dem DNQP 24 Stunden vor der Entlassung und am Entlassungstag in Form von Checklisten erfolgen. Den Patienten ist im

Bedarfsfall ein Kontakt zu einem Ansprechpartner im Krankenhaus zu ermöglichen (DNQP, 2009).

Um die vielfältigen unterschiedlichen Interventionen übersichtlich darzustellen, werden jene Interventionen, die in den in dieser Arbeit verwendeten Quellen angeführt sind, systematisch anhand einer zeitlichen Abfolge in einer Tabelle (Tabelle 4) geordnet abgebildet.

6.3 Interventionen des Entlassungsmanagements im zeitlichen Verlauf

Nachfolgend erfolgt eine Gegenüberstellung der Interventionen im zeitlichen Ablauf:

Zeitpunkt	Interventionen aus Studien	TCM	BQLL AUFEM, 2012	DNQP, 2009
Vor Aufnahme	Risiko Assessment	Ja	-	Ja
24 - 48 Stunden nach Aufnahme	Risiko Assessment	Ja	Ja	Ja
Stationär ohne Zeitangabe	Individuelle Entlassungsplanung	Ja	Ja	Ja
	Interdisziplinäre Zusammenarbeit, Kommunikation und Koordination	Ja	Ja	Ja
	Patientenedukation	Ja	Ja	Ja
	Medikamentenmanagement	Ja	Ja	-
	Verlaufsdokumentation	-	Ja	Ja
Stationär 1 Tag vor Entlassung	Kommunikation und Koordination der Akteure	Ja	Ja	Ja
	Entlassungsgespräch	-	Ja	Ja
Entlassungstag	Schriftliche Informationen: Entlassungsbrief	-	Ja	-
	Nachbetreuungsplan	Ja	-	-
	Überleitungsbericht	-	-	Ja
Nach Entlassung	Poststationäre Entlassungsunterstützung	Ja	-	-
	Evaluation	Ja	Ja	-
Legende	Ja = wird in der verwendeten Literatur genannt - = wird nicht genannt			

Tabelle 4: Gegenüberstellung der Interventionen des Entlassungsmanagements. Eigene Darstellung

Anhand der Tabelle 4 lässt sich gut erkennen, welche Gemeinsamkeiten und Abweichungen in den Entlassungsmodellen TCM, BQLL AUFEM und dem Expertenstandard DNQP vorliegen. Eine zu beachtende Ungleichheit zwischen den Modellen ist, dass die Interventionen zur poststationären Entlassungsunterstützung nach der Entlassung im Entlassungsmanagement von BQLL AUFEM und im Expertenstandard DNQP nicht angeführt sind.

Zur Beantwortung der ersten Fragestellung, bezüglich der pflegerischen Interventionen im Rahmen des Entlassungsmanagements, die sich direkt an die Patientinnen und Patienten richten, die nach Hause entlassen werden und sich eigenständig und durch Angehörige versorgen, können eine Vielzahl an Interventionen (Tabelle 4) aufgelistet werden. Die Mehrzahl der Studien (Allen et al., 2014; Conca, 2015; Gonclaves-Bradley et al., 2016; Johnson et al., 2005; Laugaland et al, 2012; Leppin et al. 2014; Stauffer et al., 2014; Wong et al., 2014) weisen in den Einschlusskriterien explizit darauf hin, die Effekte der Interventionen für Patientinnen und Patienten, die nach Hause entlassen werden, zu untersuchen. Die Effekte der Interventionen und damit die Ergebnisse der Untersuchungen werden gesondert im nachfolgenden Kapitel 8 veranschaulicht. Im Folgenden werden die einzelnen Studien in alphabetischer Reihenfolge präsentiert und die darin untersuchten Interventionen eingehend erörtert.

6.4 Präsentation der Interventionen und der Studien

Zur Hervorhebung und auch besser abgegrenzten Darstellung der beiden Bereiche Interventionen und Effekte werden in einem ersten Schritt die Studien mit den untersuchten Interventionen eingehend vorgestellt. Im nächsten Schritt (Kapitel 8) werden dann die Ergebnisse der erforschten Effekte ausführlich beschrieben.

In der Übersichtsarbeit von **Allen** et al., (2014) wurden zwölf RCT (Randomisierte kontrollierte Studien), aus den Ländern Amerika, Australien, Dänemark und Frankreich, zur Qualität der **Interventionen des TCM** untersucht. Die insgesamt 5.269 Studienteilnehmer waren ältere, chronisch kranke Menschen, die vom Krankenhaus nach Hause entlassen wurden. Die in den RCT angegebenen und im Fokus der Untersuchung stehenden Interventionen waren: das Assessment vor der Aufnahme ins Krankenhaus, Kommunikation mit den beteiligten Akteuren, eine Pflegeplanung, Patientenedukation zur Selbstversorgung, Vorbereitung der Patientinnen und Patienten und der Betreuenden auf die Entlassung, ein Medikamentenmanagement, ein Nachbetreuungsplan und eine ganzheitlich Betreuung unmittelbar nach der Entlassung. Eine Beschreibung zu den einzelnen Interventionen bezüglich Umfang und Inhalte liegt nicht vor. Die im TCM beschriebenen Interventionen sind alle direkt auf den Patienten bezogen und sollen dazu beitragen, den Übergang vom Krankenhaus nach Hause für den Patienten sicher zu gestalten.

Die **Intervention Einschätzung des Nachsorgebedarfes mit dem PACD** Assessment wurde für die Erhebung am ersten Tag nach der Aufnahme als wirksames Instrument eingestuft. Der PACD wurde in einem Schweizer Krankenhaus an 371 Patienten (Patientinnen und Patienten) im Rahmen einer prospektiven Studie getestet. 275 dieser Patienten wurden vom Krankenhaus nach Hause entlassen. Das Ergebnis, die Überprüfung der Sensitivität und Spezifität sowie der Übertragbarkeit der PACD haben bei der Erhebung am ersten Tag nach der Aufnahme mit 90 Prozent Sensitivität und 70 Prozent Spezifität eine hohe Screening Güte erreicht (**Conca**, 2015). Die Durchführung eines frühzeitigen Assessments ist auch Teil der Interventionen des TCM und wird in vier weiteren Studien (Allen et al., 2014; Laugaland et al, 2012; Leppin et al. 2014; Gonclaves-Bradley et al., 2016) untersucht.

Eine Längsschnittstudie aus Norwegen (**Garasen & Johnsen**, 2007) untersuchte mit einem Experten-Team bestehend aus einem Facharzt für Geriatrie, einem Hausarzt und einer Gesundheitsfachkraft (Primary health nurse) die Qualität der **Überweisungs- und Entlassungsbriefe** von 100 älteren Patientinnen und Patienten (über 75 Jahre). Beurteilt wurden die Qualität der Beschreibung des aktuellen medizinischen Zustands, die Krankenvorgeschichte des Patienten, die Medikamente, Aktivität des täglichen Lebens (ADL), das soziale Netzwerk und die Notwendigkeit der häuslichen Pflege. In Norwegen basiert die professionelle Zusammenarbeit zwischen Ärzten und Gesundheitsfachkräften im Wesentlichen auf schriftlicher Kommunikation durch Überweisungs- und Entlassungsbriefe. In diesen sind die Übertragung von Aufgaben und Verantwortlichkeiten für das Betreuungsteam enthalten.

Die **Interventionen zur individuellen Entlassungsplanung** im Vergleich zur „üblichen" Entlassung wurde von **Gonclaves-Bradley** et al., (2016) anhand von 30 RCT untersucht. Involviert waren insgesamt 11.964 ältere (über 50 Jahre) Studienteilnehmer aus unterschiedlichen medizinischen (intern, chirurgisch, psychiatrisch) stationären Bereichen. Folgende Interventionen sind in den eingeschlossenen Studien mindestens enthalten: Assessment vor oder bei Aufnahme, individueller Entlassungsplan, Miteinbeziehung von Patienten und Angehörigen, interdisziplinäre Kommunikation und Kontakt zu beteiligten Akteuren, Verlaufsdokumentation mit abschließender Evaluation zur Umsetzung des Entlassungsplans.

Der Bestimmung der Wirksamkeit **schriftlicher und verbaler Informationen** versus nur verbaler Informationen an Patienten bei der Entlassung vom Akutkrankenhaus nach Hause widmete sich die Übersichtsarbeit von **Johnson** et al. (2005). Es konnten für den Zeitraum von 1990 bis 2005 von tausenden Studien aufgrund fehlender Übereinstimmung der Einschlusskriterien nur zwei RCT in diese Untersuchung eingeschlossen werden. In den beiden Studien waren die Studienteilnehmer (Canada n 123, Amerika n197) Eltern von

Kindern, die aus dem Krankenhaus entlassen wurden. Somit handelt es sich bei den Studienteilnehmern um erwachsene Personen und daher wurde diese Übersichtsarbeit für die Bearbeitung der Fragestellung miteinbezogen.

Das systematische Review von **Laugaland** et al, (2012) beinhaltet 12 Übersichtsarbeiten, 11 RCT und 10 deskriptive Studien. Studienteilnehmer waren ältere (über 65 Jahre) Patientinnen und Patienten, die vom Krankenhaus nach Hause oder ins Pflegeheim entlassen wurden. Die in den Studien vorgefundenen Interventionen für eine sichere Entlassungspflege waren: **Aus- und Weiterbildung der Pflegenden**, Durchführung durch professionelle Entlassungsmanager, Entlassungsplanung, Entlassungsprotokoll, standardisierter Entlassungsbrief, Stärkung des Selbstbewusstseins von Patientinnen und Patienten und Angehörigen sowie eine Nachbetreuung. Bei Laugaland et al. (2012) zeigen sich gute Ergebnisse bei umfassenden Überleitungsprogrammen mit vielseitigen Interventionen, die frühzeitig beginnen stationär sowie auch nach der Entlassung fortgesetzt werden.

Die Übersichtsarbeit von **Leppin** et al. (2014) schließt 47 RCT Studien, davon 42 primäre Metaanalysen (quantitative Ergebnisüberprüfung) ein, um mittels Synthese einen Beweis der Wirksamkeit der Interventionen und deren Merkmale zu identifizieren. Die in diesen RCT untersuchten Interventionen sind: individuelle ganzheitliche Entlassungsplanung, **Unterstützung zum Selbstmanagement,** Patientenedukation, Medikamentenmanagement, standardisierter Entlassungsplan, Nachbetreuung mit Telefonanrufen und oder Hausbesuche und das TCM.

Um ein besseres Verständnis der sozialen Wirklichkeit älterer Menschen zu bekommen, untersuchten **Stauffer** et al. (2014) das persönliche **Medikamentenmanagement** aus der Sicht älterer Menschen in einem qualitativ deskriptiv-explorativen Design. Es wurden zehn ältere (über 65 Jahre) multimorbide Patientinnen und Patienten, die mehr als 3 verschiedene Medikamente pro Tag einnahmen und nach Hause entlassen wurden, interviewt. Das Medikamentenmanagement ist ein wesentlicher Teil des Entlassungsmanagements und führt bei Patientinnen und Patienten poststationär häufig zu Problemen bei der Versorgung und der korrekten Einnahme (Allen et al., 2014; Garåsen & Johnsen, 2007; Gonçalves-Bradley et al., 2016; Laugaland, et al., 2012; Stauffer et al., 2014).

In der RCT von **Wong** et al., (2014) waren 610 chronisch kranke ältere Patientinnen und Patienten, die aus dem Krankenhaus (Hong Kong) nach Hause entlassen wurden, eingeschlossen. Es wurde die Wirksamkeit der Interventionen poststationäre Nachbetreuung durch **Telefonanrufe und Hausbesuche** und nur Telefonanrufe durch qualifizierte Pflegemanager und von Pflegestudentinnen und -studenten verglichen.

Für eine systematische Evaluierung und Ergebnisbewertung zur Wirksamkeit der einzelnen Interventionen im Sinne einer Evidenzmessung ist die Vergleichbarkeit der Interventionen in Ihrer Formulierung und in ihrer inhaltlichen Gestaltung unentbehrlich. Detaillierte Angaben zu den jeweiligen Interventionen und deren Ablauf sowie der Qualifikation der durchführenden Personen sind in den vorliegenden Studien und der hier verwendeten Literatur nur fragmentarisch. Leppin et al., (2014) merken in ihrem Review an, dass es keine validierte Skala gibt, um das Potenzial einer einzelnen Intervention zu beurteilen. Die Ergebnisse zu den Effekten der Interventionen werden nun im nachfolgenden Kapitel acht veranschaulicht.

7. Effekte der Interventionen für Patientinnen und Patienten bei Entlassung in den häuslichen Bereich

Da die Durchführung des Entlassungsmanagements mit einem erhöhten Personalaufwand und damit auch mit erhöhten Kosten verbunden ist, ist der Effekt dieser Interventionen nicht nur für die Finanzierung sondern gleichermaßen auch für die Qualitätssicherung und Weiterentwicklung von Betreuungsmaßahmen von zentraler Bedeutung. Überdies ist eine effektive und effiziente Gesundheitsversorgung im Interesse der Menschen selbst, besonders bei dem zunehmenden Anteil an älteren und chronisch kranken multimorbiden Menschen. Schließlich ist das Wissen um die Wirkung der Maßnahmen auch auf Seiten der durchführenden Betreuungspersonen für die Arbeitszufriedenheit und die Gewichtung der Maßnahmen in ihrem Arbeitsalltag wegweisend. National und international werden in der Gesundheitsversorgung Qualitätsindikatoren als Mess- und Bewertungsinstrumente verwendet (Hauptverband der österreichischen Sozialversicherungsträger, 2017). Der erreichte Qualitätsgrad einer Intervention wird in statistisch verwertbaren Zahlen ausgedrückt und bedarf einer Interpretation. Die hier verwendeten Qualitätsindikatoren werden in Tabelle 5 aufgelistet und dazu jeweils die Interpretation der Ergebnisse aus den neun Studien gegenübergestellt. Einzelne eminente Ergebnisse werden im Anschluss noch ergänzend ausführlich erläutert. Das Ziel der Beurteilung und Messung der Wirksamkeit von Maßnahmen und deren wissenschaftliche Überprüfung, ist die Gewinnung von Erkenntnissen und Wissen zur Qualitätsverbesserung und Optimierung der Effizient und Effektivität bei der Behandlung und Betreuung der Patienten. Ein dominierender Indikator zur Messung der Effektivität der Interventionen im Entlassungsmanagement ist die „Wiedereinweisungsrate" gefolgt von der „Patientenzufriedenheit". Nachfolgend wird präsentiert, welche der Interventionen für diese Effekte verantwortlich sind. Da die Intervention Bereitstellung von schriftlichen Informationen für Patientinnen und Patienten für die Beantwortung der Forschungsfrage drei dieser Arbeit ebenfalls relevant ist, werden auch deren Ergebnisse in einem eigenen Abschnitt ausgeführt.

Qualitätsindikatoren und Interpretation der Ergebnisse:

Qualitäts-indikatoren	Interpretation der Ergebnisse aus den neun Studien
Frühzeitiges Erkennen von Nachsorgebedarf	Assessment (PACD) am ersten Tag ermöglicht das frühzeitige Erkennen eines postakuten Pflege- und Betreuungsdefizites bei Patienten, hohe Screening Güte. Erhebung am 1. Tag 90 % = hohe Sensitivität, Spezifität 70 %, am 3. Tag Sensitivität 80%, Spezifität 60 % (Conca, 2015).
Verringerung der Aufenthaltsdauer	Nur begrenztes Ergebnis durch TCM (Allen et al. 2014). Leichte Verringerung der Dauer des Krankenhausaufenthalts (moderate Sicherheit = guter Hinweis) durch individuelle Entlassungsplanung (Goncalves-Bradley et al. 2016).
Verringerung von Kosten	Die Kosten wurden in 3 Studien beurteilt und waren in allen drei Interventionsgruppen reduziert durch TCM (Allen et al. 2014).
Reduzierung von ungeplanten Wiedereinweisungen (innerhalb von 30 Tagen)	Erhebliche Reduzierung in 6 Studien, drei Studien fanden keinen Unterschied bei bis zu sechsmonatigen Nachuntersuchungen durch TCM (Allen et al. 2014) Verringerung mit moderater Sicherheit durch individuelle Entlassungsplanung (Goncalves-Bradley et al. 2016). Signifikante bis positive Effekte bei kombinierten Entlassungsinterventionen stationär und poststationär (Laugaland et al. 2012). Positiver Effekt durch hochqualifizierte Entlassungsplaner (APN) (Laugaland et al. 2012). Signifikante Effekte bei TCM (Laugaland et al. 2012). Signifikanter und inkrementeller Effekt bei fünf oder mehr Interventionen (besonders durch Unterstützung der Patienten in Selbstversorgung beim Übergang vom Krankenhaus nach Hause) (Leppin et al. 2014). Signifikantes Ergebnis durch poststationäre Telefonanrufe in Kombination mit Hausbesuchen (Wong et al. 2014).
Verbesserung der Zufriedenheit bei den Patienten	In sechs Studien gemessen und deutlich verbessert durch TCM (Allen et al. 2014). Erhöht durch individuelle Entlassungsplanung (Goncalves-Bradley et al. 2016). Deutlich erhöht bei den Eltern der entlassenen Kinder durch Bereitstellung mündlicher und schriftlicher Gesundheitsinformationen (Johnson et al. 2005). Signifikant höher bei Einbeziehung in die Entlassungsplanung von Patienten und Angehörigen (Laugaland et al. 2012). Signifikantes Ergebnis durch poststationäre Telefonanrufe in Kombination mit Hausbesuchen (Wong et al. 2014).
Verbesserung der Zufriedenheit bei den professionellen Betreuern	Erhöht, niedrige Sicherheit (Hinweis) durch individuelle Entlassungsplanung (Goncalves-Bradley et al. 2016).
Verbesserung der Lebensqualität	In vier Studien beurteilt und in drei eine Verbesserung durch TCM festgestellt (Allen et al. 2014). Signifikantes Ergebnis durch poststationäre Telefonanrufe in Kombination mit

	Hausbesuchen (Wong et al. 2014).
Verbesserung der Selbstwirksamkeit	Signifikantes Ergebnis durch poststationäre Telefonanrufe in Kombination mit Hausbesuchen (Wong et al. 2014).
Erhaltung der Selbstständigkeit	Ältere Menschen wünschen zuhause weiter Selbstständigkeit bei Medikamenteneinnahme (Staufer et al. 2015).
Vermeidung von negativen Auswirkungen	Positive Effekte bei berufsorientierten Ausbildungen, Entlassungsprotokoll, Entlassungsplanung, poststationäre Unterstützung, Medikamentenmanagement, standardisierte Entlassungsschreiben, Patientenedukation stationär und poststationär, multidiszipliäre Teamarbeit (Laugaland et al. 2012).
Verhinderung von Fehlern und Lücken bei der Medikation	Positiver Effekt durch kontinuierliche und hochqualifizierte Entlassungsplaner (APN) (Laugaland et al. 2012). Signifikant niedriger (erhebliche Evidenz) bei Entlassungsberatung und poststationärem telefonischen Kontakt durch Apotheker (Laugaland et al. 2012). Ärzte und Pflegefachpersonen nehmen eine besondere Rolle ein, Hausarzt ist wichtige Vertrauensperson (Staufer et al. 2015). Ältere Menschen wünschen sich patientenbezogene Beratung (Bezugsschwester), bei Entlassung einen Termin beim Hausarzt, weiter Selbstständigkeit bei Medikamenteneinnahme (Staufer et al. 2015).
Verbesserte Wissenswerte	Besseres Verständnis, verbesserte Wissenswerte durch Bereitstellung mündlicher und schriftlicher Gesundheitsinformationen (Johnson et al. 2005).
Qualität der Ausführungen im Entlassungsbrief	Beschreibungen zum sozialen Netzwerk (20% hohe Qualität), Notwendigkeit der häuslichen Pflege (31 % hohe Qualität) beide waren nur in wenigen Fällen von hoher Qualität, Beschreibungen zu den Aktivitäten des täglichen Lebens (ADL) lagen zu 50 % bei hoher Qualität (Garasen & Johnsen, 2007). Die optimale Pflege der Patienten hängt von einer guten professionellen Interaktion zwischen Allgemeinmediziner und hausärztlicher Betreuung ab. In Norwegen basiert dies hauptsächlich auf schriftlichen Überweisungs- und Entlassungsbriefen (Garasen & Johnsen, 2007).
Wirksamkeit schriftlicher und verbaler Informationen	Das Verständnis der Eltern, wie man die Pflege zu Hause fortsetzt ist besser, wenn sie sowohl schriftliche als auch mündliche Informationen erhalten. Deutlich erhöhtes Wissen bei den Eltern der entlassenen Kinder (Johnson et al. 2005).

Tabelle 5: Qualitätsindikatoren und Interpretation der Ergebnisse. Eigene Darstellung

7.1 Interventionen mit positiver Auswirkung auf die Wiedereinweisungsrate

In vier Übersichtsarbeiten und einer Studie aus der für diese Bearbeitung begutachteten Literatur (Allen et al. 2014; Goncalves-Bradley et al. 2016; Laugaland et al. 2012; Leppin et al. 2014; Wong et al. 2014.) wurden positive, moderate und signifikante Ergebnisse zur Verringerung der Wiedereinweisungsrate gemessen. Die dafür verantwortlichen Interventionen waren das TCM (Allen et al. 2014; Laugaland et al. 2012), eine individuelle Entlassungsplanung (Goncalves-Bradley et al. 2016), die Kombination der stationären und poststationären Entlassungsinterventionen (Laugaland et al. 2012), die Durchführung des TCM durch hochqualifizierte Entlassungsplaner (Laugaland et al. 2012), die Anwendung von fünf oder mehr Interventionen (besonders die Unterstützung der Patienten in Selbstversorgung beim Übergang vom Krankenhaus nach Hause (Leppin et al. 2014) und poststationäre Telefonanrufe in Kombination mit Hausbesuchen (Wong et al. 2014). Laugaland et al. (2012) gibt zu bedenken, dass der Indikator „Verringerung der Wiedereinweisungsrate" einen begrenzten Wert als Indikator für die Qualität des Pflegeprozesses hat. Es sind weitere Forschungen nötig, um ein umfassendes Instrument zu entwickeln, um TCM-Interventionen operationalisieren zu können.

7.2 Interventionen mit positiver Auswirkung auf die Patientenzufriedenheit

In der systematischen Übersichtsarbeit von Allen et al. (2014) haben in dem Bereich der Verbesserung der Patientenzufriedenheit die Interventionen des TCM bei sechs von den zwölf geprüften Studien eine deutliche Verbesserung gezeigt (Allen et al. 2014). Es wird von den Autoren Autorin weist darauf hin, dass durch Lücken in der Evidenzbasis und der Heterogenität in den Übergangspflege-Interventionen, ein Großteil der Ergebnisse begrenzt und nicht verallgemeinerbar sind. Die individuelle Entlassungsplanung ergab bei der systematischen Übersichtsarbeit von Goncalves-Bradley et al. (2016). einen Hinweis (niedrige Sicherheit) zu einer erhöhten Patientenzufriedenheit. Die Bereitstellung mündlicher und schriftlicher Gesundheitsinformationen ergab bei den Eltern der entlassenen Kinder eine deutliche Erhöhung bei den Zufriedenheitswerten (*5 Johnson et al., 2005). Auch hier wird von den Autoren darauf hingewiesen, dass Schlussfolgerungen nur begrenzt möglich sind, da nur zwei Studien ausgewertet werden konnten. Ein signifikanter Effekt zeigte sich bei der Intervention „Einbeziehung in die Entlassungsplanung von Patientinnen und Patienten und Angehörigen" in der systematischen Übersichtsarbeit von Laugaland et al. (2012). In der randomisiert kontrollierten Studie von Wong et al. (2014) wurde bei 610 Patienten (Patientinnen und Patienten) der Effekt von poststationären Telefonanrufen in Kombination mit Hausbesuchen auf die Patientinnen und Patienten untersucht, mit einem signifikanten Ergebnis in Bezug auf die Verbesserung der Patientenzufriedenheit, der Lebensqualität sowie der Selbstwirksamkeit in der Selbstversorgung.

Für die Beantwortung der zweiten Forschungsfrage konnten ausreichende und vielfältige Effekte in der wissenschaftlichen Literatur identifiziert werden. Auffällig war, dass es sich bei den Studienteilnehmern, überwiegend um Patientinnen und Patienten, die nach Hause entlassen werden, handelte. Aufgrund der Begutachtung der verwendeten Literatur, lassen sich nicht einzelne Interventionen als besonders effektiv hervorheben. Es handelt sich vielmehr um eine Kombination mehrerer Interventionen, die individuell auf die Patientinnen und Patienten und mit ihnen abgestimmt werden, sich von der stationären Versorgung bis zur Betreuung im häuslichen Umfeld erstrecken und multidisziplinär kommuniziert werden. Ebenfalls hat die Qualifikation der durchführenden Gesundheitsfachkräfte Auswirkungen auf den Effekt der Interventionen. Daneben geben die meisten Autoren an, dass weiterführende Untersuchungen nötig sind, um für die Ergebnisse eine bessere Evidenzlage zu erzielen (Allen et al. 2014; Conca, 2015; Goncalves-Bradley et al. 2016; Johnson et al. 2005; Laugaland et al. 2012; Leppin et al. 2014; Staufer et al. 2015).

7.3 Effekte durch Bereitstellung von schriftlichen Informationen

Die Forschungsergebnisse zu den Effekten der Intervention Bereitstellung von schriftlichen Informationen für Patientinnen und Patienten sind, **besseres Verständnis**, **verbesserte Wissenswerte** und **Erhöhung der Zufriedenheit** (Johnson et al. 2005). Das Ergebnisse der Überprüfung von Garasen und Johnsen (2007) ist, dass die schriftlichen Informationen in den Überweisungs- und Entlassungsbriefen zwischen den Gesundheitsfachkräften und Ärzten unzureichend ist, um angemessene Versorgung zur Verfügung zu stellen, was eventuell eine **Gefahr für die Gesundheit** darstellen kann. Ein weiterer Effekt, der auch mit der Intervention schriftliche Informationen in Verbindung gebracht werden kann, ist die **Vermeidung von negativen Auswirkungen**. In der systematischen Überprüfung von Laugaland et al. (2012) wurden Interventionen zur **Verbesserung der Patientensicherheit** bei der Übergangsversorgung älterer Menschen vom Krankenhaus nach Hause oder ins Pflegeheim, mit Schwerpunkt auf die Entlassungsmaßnahmen und die Patientensicherheit untersucht. Die Ergebnisse zeigen deutlich, dass ältere Menschen, die aus dem Krankenhaus entlassen werden, von gezielten Interventionen profitieren, die darauf abzielen, den Übergang vom Krankenhaus nach Hause zu verbessern. Eine Reihe von potenziellen Interventionstypen wurde identifiziert, darunter auch das Entlassungsprotokoll, eine Entlassungsplanung und standardisierte Entlassungsschreiben. Es wird aber darauf hingewiesen, dass die Überprüfung keinen Beweis für die Gültigkeit einer Intervention gegenüber anderen ergab. Die größten Effekte mit guten Ergebnissen zeigen sich bei Interventionen, die Entlassungsplanung und Entlastungsunterstützung kombinieren und bei Anwendung von umfassenden und vielseitigen Interventionen (Laugaland et al. 2012).

7.4 Die Darstellung des pflegerischen Nachsorgebedarfs in einem Pflegeentlassungsbrief der sich an die Patientinnen und Patienten richtet

Im vorigen Kapitel 8.3 wurden die in der dritten Forschungsfrage angeführten Effekte schriftlicher Informationen zum pflegerischen Nachsorgebedarf, dargestellt. In diesem Abschnitt werden die Aspekte, die in dieser schriftlichen Information abgebildet werden sollen, veranschaulicht. Ein Pflegeentlassungsbericht soll systematisch gegliedert sein, die bereits erbrachten pflegerischen Dienstleistungen sowie die nötigen weiterführenden pflegerelevanten Maßnahmen für den Patienten beschrieben werden (Wilkinson, 2012).

Es soll dargestellt werden, welche inhaltlichen Aspekte in welcher Qualität die schriftlichen Informationen für die sich selbst versorgenden Patientinnen und Patienten haben, die in ihr häusliches Umfeld entlassen werden, wenn keine pflegerischen professionellen Dienstleister involviert sind. Es wird anhand der vorhandenen Literatur versucht, jene Aspekte zu erschließen, die für einen allfällig weiteren pflegerischen Nachsorgebedarf, für die Patientinnen und Patienten selbst und deren Angehörige bei der Entlassung aus dem Krankenhaus in den häuslichen Bereich, schriftlich dargestellt werden. Erwähnenswert scheint an dieser Stelle, dass im Wiener Krankenanstalten Gesetz Paragraf 38 Absatz 2, auf das Aushändigen eines Patientenbriefes (Entlassungsbrief) bei Entlassung an den Patienten und an die weiterversorgende Stelle hingewiesen wird. Dort heißt es: im Entlassungsbrief sind in übersichtlicher und zusammengefasster Form Angaben und Empfehlungen zur *„unerlässlich gebotenen Betreuungskontinuität“* darzustellen (Wr. KAG, 2017).

In der BQLL AUFEM (2012) werden folgende **Empfehlungen zum Aufbau und Inhalt eines Entlassungsbriefes** beschrieben: Es sind alle nötigen Anordnungen, Angaben und Empfehlungen für eine optimale gebotene Betreuungskontinuität und für einen optimalen Übergang aus dem stationären Bereich nach Hause zu dokumentieren. Als relevante Informationen im Entlassungsbrief sind in der BQLL AUFEM (2012) explizit angeführt: Aufnahmegrund, Diagnose bei Entlassung, Therapiemaßnahmen, empfohlene Medikation, weitere empfohlene Maßnahmen und Kontrollen. Mit dem Verweis „optional“ sind noch weitere Inhalte aufgelistet: Zusammenfassung des Aufenthaltes, erhobene Befunde, Pflegebegleitschreiben, Pflegediagnose, „etc.“. Zukünftig soll der Entlassungsbrief auch in elektronischer Form über ELGA zur Verfügung stehen. In den BQLL AUFEM (2012) wird darüber hinaus auch aufgelistet, worüber die Patientinnen und Patienten in einem **Entlassungsgespräch** informiert werden sollen. Folgende Punkte werden dazu angeführt: der Entlassungstag, die stationären Behandlungen, nötige Kontrollen, □Empfehlungen zum Verhalten nach der Entlassung aus pflegerischer, therapeutischer und sozialrechtlicher Sicht und eine eventuelle Weiterversorgung durch den Hausarzt. Die Wirkung, Dosierung und Einnahme der Medikamente, eventuelle Abweichung der Medikamentenbezeichnung bei Generika, erhaltene und weiterzuführende Therapie und Pflege, Unterstützungsmöglichkeiten, Hilfsmittel, psychosoziale Betreuung, allgemeine Informationen zur Erkrankung und weiteren Behandlung, Leistungsangebote, Selbsthilfegruppen und andere Anlaufstellen sowie Informationsfolder. Diese Informationen sollen spätestens am Vortag der Entlassung gegeben werden BQLL AUFEM (2012).

Mündliche Informationen, besonders unter den Umständen einer Entlassung aus dem Krankenhaus und dann noch in einem solch beträchtlichen Umfang, werden unter Umständen rasch vergessen. Existiert dagegen eine schriftliche Information, so können die Patientinnen und Patienten bei Bedarf diese Informationen jederzeit nachlesen. Die Forschungsergebnisse von Johnson et al., (2005) im Bezug auf die Bereitstellung von mündlichen und schriftlichen Gesundheitsinformationen ergaben, dass Eltern ein besseres Verständnis zu der nötigen weiteren Versorgung ihrer Kinder zu Hause hatten, wenn sie sowohl schriftliche als auch mündliche Anweisungen erhielten. Was laut den obigen Ausführungen in der BQLL AUFEM (2012) auch empfohlen wird, jedoch ist der pflegerische Nachsorgebedarf in dem schriftlichen Entlassungsbrief unterpräsentiert. Es gibt viele wissenschaftliche Studien zum Entlassungsmanagement, aber konkret zum Thema Pflegeentlassungsbrief sind national wie international kaum Studien vorhanden. Im Expertenstandard (DNQP, 2009) sind zu dem Thema pflegerischer Entlassungsbrief **keine Empfehlungen** zu Aufbau und Inhalt beschrieben. Es wird thematisiert, dass der Entlassungsbrief in vielen Ländern ein obligatorischer Bestandteil des Entlassungsmanagements ist, jedoch in der Forschung wenig thematisiert wird. Der Aspekt von Wilkinson, (2012), dass ein schriftlicher Pflegeentlassungsbericht für die Patientinnen und Patienten mitunter auch einen Hinweis zu der Bedeutung der Eigeninitiative darstellen kann, wird in keiner der vorhandenen Forschungen thematisiert. Wissenschaftliche Studien die den Pflegeentlassungsbrief aus der Perspektive der Patientinnen und Patienten untersuchen stellen somit auch einen beachtenswerten Forschungsbedarf dar.

8. Zusammenfassung und Diskussion der Ergebnisse

Die vorliegende Arbeit ist das Ergebnis einer intensiven theoretischen Auseinandersetzung mit den Interventionen des Entlassungsmanagements und deren Effekten, die speziell für jene Patientinnen und Patienten angeboten werden können, die nach Entlassung aus dem Krankenhaus in ihr häusliches Umfeld entlassen werden und sich selbst versorgen. Basierend auf einer systematischen Literaturrecherche wird der wissenschaftliche Stand zu den aktuellen spezifischen pflegerischen Interventionen im Rahmen der Entlassungsplanung und deren Wirksamkeit für die Patientinnen und Patienten und Angehörigen in dieser Arbeit behandelt. Die für die Beantwortung der Fragestellungen recherchierten neun Studien setzen sich aus fünf systematischen Übersichtsarbeiten, einer Längsschnittstudie, einer qualitativen Studie (Interviews) einer prospektive Studie und einer randomisiert kontrollierten Studie zusammen. Untersuchungen, die sich auf die Übergangsproblematik aus Patientenperspektive wie auf die gesundheitliche und soziale Lage der Patientinnen und Patienten selbst beziehen, sind besonders im deutschsprachigen Raum nur wenige zu finden (Wingenfeld, Bockhorst & Jansen, 2009). Daher werden nationale wissenschaftlich fundierte Richtlinien zur Beantwortung der drei Forschungsfragen miteinbezogen.

Die zunehmende Verkürzung der durchschnittlichen Verweildauer des Krankenhausaufenthalts lässt für die Planung der notwendigen poststationären Versorgung wenig Zeit (BMFG, 2017; Wiedenhöfer et al., 2010; Wingenfeld, 2005). Die Zahlen der hohen Krankenhaushäufigkeit gepaart mit kurzem Krankenhausaufenthalt in Österreich weisen auf einen großen Drehtüreffekt hin. Einer von fünf Patienten (Patientinnen und Patienten), besonders ältere Hochrisikopatienten sind von einer Wiederaufnahme nach Entlassung betroffen (ÖBIG, 2010). Ein Großteil der Patientinnen und Patienten nehmen nach akutmedizinischer Behandlung im Krankenhaus keine professionellen Betreuungsangebote in Anspruch. Ihre Betreuung findet ausschließlich durch Familienangehörige statt (BMFG, 2014). Statistisch gesehen ist jede vierte Familie in Österreich mit der Problematik von Hilfs- oder Pflegebedürftigkeit konfrontiert (ÖBIG, 2005). Dabei bleibt der pflegerelevante Versorgungsbedarf und die Bewältigungserfordernisse der Patientinnen und Patienten an der Schnittstelle Entlassung aus dem Krankenhaus nach Hause weitgehend unberücksichtigt (Messer, 2008). Die Schnittstelle Krankenhaus und außerinstitutionelle Pflege wird in Bezug auf Effektivität und Nachhaltigkeit als erfolgskritisch identifiziert. Die erheblich steigenden Kosten für das Gesundheits- und Pflegewesen, immer mehr ältere, hochbetagte und chronisch kranke Menschen, die ein höheres Risiko für Komplikationen haben und einen höheren Bedarf an Betreuung und Versorgung nach der Entlassung aus dem Krankenhaus aufweisen. Zahlreiche Veröffentlichungen (Czypionka et al., 2016; DNQP, 2009; Eder, 2014; ELGA, 2015; KAV, 2016; Wilkinson, 2012; Winkler et al., 2016; Reichmann & Sommersguter-Reichmann, 2016) weisen ausdrücklich auf den Bedarf der Entwicklung von integrierten Versorgungskonzepten mit umfassender individueller Versorgungsplanung, einer systematischen Verlaufsdokumentation, einem Datenaustausch, der Visualisierung von Pflegeergebnissen und des Benennens der Aufgabenbereiche für alle an der Versorgung Beteiligten hin. Für die Weiterversorgung der Patientinnen und Patienten hat die schriftliche Informationsübermittlung (Discharge Summeries) nur einen geringen Stellenwert und sie wird auch in den Forschungen, national und international, nur vereinzelt thematisiert. Große Aufmerksamkeit bekommen dagegen die Überleitungsbögen oder Pflegeverlegungsberichte (Wingenfeld, Bockhorst, Jansen, 2009) in andere Gesundheitseinrichtungen. Die sich selbst versorgenden Patientinnen und Patienten, die nach Hause entlassen werden, erhalten gegenwärtig vielfach keine nachhaltige Information über ihren pflegerischen Nachsorgebedarf.

Kapitel 7 widmet sich Beantwortung der ersten Frage bezüglich der spezifisch pflegerischen Interventionen die von Pflegenden im Rahmen der Entlassungsplanung direkt für den Patienten und seine Angehörigen angeboten werden können, wenn diese nach Hause entlassen werden, und nicht durch professionelle Dienstleister weiterbetreut werden, sondern eigenständig und durch Angehörige versorgt werden. Es werden beginnend die Prozesse zur Entlassungsplanung der BQLL AUFEM und des Expertenstandards Entlassungsmanagement in der Pflege DNQP dargestellt. Im weiteren Verlauf werden die neun Studien und die darin untersuchten Interventionen vorgestellt. In einer Tabelle (Tabelle 4) werden die identifizierten Interventionen aus den angegebenen Quellen im zeitlichen Verlauf übersichtlich abgebildet.

Die einzelnen Interventionen des Entlassungsmanagements in der untersuchten Literatur sind jedenfalls vergleichbar ähnlich. Es gibt aber Unterschiede bei der Benennung und beim Angebot der einzelnen Interventionen zwischen den Modellen. So werden im TCM Interventionen auch nach der Entlassung angeboten, was bei den BQLL AUFEM und im Expertenstandard nicht der Fall ist, obwohl in den wissenschaftlichen Studien gerade diese Interventionen bei den Patientinnen und Patienten gute Effekte zeigten. Die Interventionen bezüglich einer schriftlichen Informationen für die Patientinnen und Patienten sind beim TCM der Nachbetreuungsplan und bei der BQLL AUFEM der Entlassungsbrief. Im Expertenstandard gibt es keine Angabe zu dieser Intervention. Es wird lediglich auf Dokumentationsinstrumente für nachsorgende Institutionen (Verlegungsberichte, Überleitungsbögen) hingewiesen.

Nach intensiver Begutachtung der verwendeten Literatur, zeigt sich deutlich, dass sich nicht einzelne spezifische Interventionen als besonders effektiv hervorheben lassen. Vielmehr handelt sich um eine Kombination mehrerer Interventionen, die sich für Patientinnen und Patienten die nach Hause entlassen werden, als besonders geeignet erwiesen haben. Dabei handelt es sich um jene Interventionen, die individuell auf die Patientinnen und Patienten und mit ihnen abgestimmt werden, Interventionen die sich von der stationären Versorgung bis zur Betreuung im häuslichen Umfeld der Patientinnen und Patienten erstrecken und die multidisziplinär kommuniziert worden.

Der Beantwortung der zweiten Frage widmet sich das Kapitel 8 zu den Effekten der pflegerische Interventionen die sich an selbst versorgende Patienten richten, die nach Hause entlassen werden. Die Behandlung und Betreuung von Patientinnen und Patienten sollte nach Möglichkeit auf der Grundlage empirisch nachgewiesener Wirksamkeit beruhen. Das ist nötig, um einerseits die durch die Anwendung des Entlassungsmanagements entstehenden erhöhten Kosten durch einen erhöhten Personalaufwand rechtfertigen zu können. Andererseits um qualitativ hochwertige Betreuungsmaßahmen für eine effektive und effiziente Gesundheitsversorgung im Interesse der Patientinnen und Patienten zu sichern und je nach Bedarf weiter entwickeln zu können. Darüber hinaus, kann das Wissen um die Wirkung der Maßnahmen auf Seiten der durchführenden Betreuungspersonen die Arbeitszufriedenheit erhöhen und bei der Gewichtung der Maßnahmen im Arbeitsalltag richtungweisend sein. Daher war die Bestimmung der Wirksamkeit der Interventionen des Entlassungsmanagements ein wichtiger Bestandteil dieser Arbeit. Um diese Effekte in messbare Zahlen darstellen zu können, werden national und international Qualitätsindikatoren mit multilateraler Ausrichtung verwendet (Hauptverband der österreichischen Sozialversicherungsträger, 2017). Die identifizierten Qualitätsindikatoren und die Interpretation der Ergebnisse sind in Tabelle fünf anschaulich dargestellt.

Eine hohe Screening Güte erreichte das Risiko Assessment (PACD) am ersten Tag des stationären Aufenthalts, mit 90 Prozent hoher Sensitivität und 70 Prozent Spezifität ermöglicht das Risiko Assessment (PACD) ein **frühzeitiges Erkennen eines postakuten Pflege- und Betreuungsdefizites** bei Patienten (Conca, 2015). Bei der Messung des Qualitätsindikators **Reduzierung von ungeplanten Wiedereinweisungen** nach der Entlassung, ergab die Übersichtsarbeit von Allen et al. (2014) in sechs von neun Studien eine erhebliche Reduzierung und einen signifikanten Effekt bei Laugaland et al. (2012) bei der Anwendung des TCM. Die individuelle Entlassungsplanung ergab mit moderater Sicherheit eine Verringerung der Wiedereinweisungsrate (Goncalves-Bradley et al. 2016). Signifikante bis positive Effekte erzielten stationär und poststationär kombinierte Entlassungsinterventionen (Laugaland et al. 2012) und einen positiven Effekt hatte der Einsatz hochqualifizierter Entlassungsplaner (APN) (Laugaland et al. 2012). Ein signifikanter und inkrementeller Effekt wurde gemessen bei fünf oder mehr Interventionen (Leppin et al. 2014). Auch war in der RCT von Wong et al. (2014) ein signifikantes Ergebnis zu der Reduzierung von ungeplanten Wiedereinweisungen durch poststationäre Telefonanrufe in Kombination mit Hausbesuch ermittelt worden. Der Indikator **Lebensqualität bei den Patienten und Angehörigen verbesserte** sich durch TCM in drei von vier Studien (Allen et al. 2014) und ein signifikantes Ergebnis ergab sich durch poststationäre Telefonanrufe in Kombination mit Hausbesuchen (Wong et al. 2014). **Die Verbesserung der Zufriedenheit bei den** Patientinnen und Patienten **war** durch TCM in sechs Studien deutlich verbessert (Allen et al. 2014), erhöht durch individuelle Entlassungsplanung (Goncalves-Bradley et al. 2016) und deutlich erhöht bei den Eltern der entlassenen Kinder durch Bereitstellung mündlicher und schriftlicher Gesundheitsinformationen (Johnson et al. 2005).

Signifikant höher bei der Einbeziehung in die Entlassungsplanung von Patientinnen und Patienten und Angehörigen (Laugaland et al. 2012) und ebenfalls ein signifikantes Ergebnis zeigte sich durch poststationäre Telefonanrufe in Kombination mit Hausbesuchen. Diese Intervention zeigte auch für den Indikator **Erhaltung der Selbstständigkeit und Verbesserung der Selbstwirksamkeit** der Patientinnen und Patienten bei der Versorgung zu Hause ein signifikantes Ergebnis (Wong et al. 2014). Positive Effekte bei der **Vermeidung von negativen Auswirkungen** konnten in der systematischen Übersichtsarbeit von Laugaland et al. (2012) folgenden Interventionen angerechnet werden: berufsorientierte Ausbildungen, Entlassungsprotokoll, Entlassungsplanung, poststationäre Unterstützung, Medikamentenmanagement, standardisierte Entlassungsschreiben, Patientenedukation stationär und poststationär und multidisziplinäre Teamarbeit. **Die Verhinderung von Fehlern und Lücken bei der Medikation** wurde mit positivem Effekt durch kontinuierliche und hochqualifizierten Entlassungsplaner (APN) (Laugaland et al. 2012) erreicht. War signifikant niedriger (erhebliche Evidenz) bei einer Entlassungsberatung und poststationärem telefonischen Kontakt durch Apotheker (Laugaland et al. 2012). Staufer et al. (2015) kam zu den Ergebnis, dass ältere Menschen sich patientenbezogene Beratung (Bezugsschwester) wünschen und ihre Selbstständigkeit bei der Medikamenteneinnahme anstreben. Dabei haben für sie Ärzte und Pflegefachpersonen eine besondere Rolle und der Hausarzt wird als die wichtigste Vertrauensperson gesehen (Staufer et al. 2015).

Der Beantwortung der dritten Frage widmen sich die Kapitel 8.3 und 8.4 zum Thema der schriftlichen Darstellung in Form eines Pflegeentlassungsbriefes zum weiteren pflegerischen Nachsorgebedarf für die Patienten selbst und deren Angehörige bei der Entlassung aus dem Krankenhaus in den häuslichen Bereich, wenn keine pflegerischen professionellen Dienstleister involviert sind. Wilkinson, (2012) ist der Ansicht, dass ein schriftlicher Pflegeentlassungsbericht für die Patientinnen und Patienten mitunter auch einen Hinweis zur Bedeutung der Eigeninitiative sein kann. Neuer (2011) und Brobst (2007) sind der Ansicht, dass ein schriftlicher Pflegeentlassungsbericht Auswirkungen auf die breitere Anerkennung der pflegerischen Tätigkeiten unter den Gesundheitsdienstleistern, in der Gesellschaft und in der Politik haben kann. Zudem könnte er auch zu einer Stärkung der beruflichen Rolle, der Identität und Professionalität der Pflegenden verbunden mit einer steigenden Arbeitszufriedenheit beitragen. Der Entlassungsbrief ist in vielen Ländern ein obligatorischer Bestandteil des Entlassungsmanagements und trotzdem wird in der Internationalen und nationalen wissenschaftlichen Forschung dieses Thema aber nur sehr selten aufgegriffen. Ergebnisse dazu konnten nur in drei der Studien nachgewiesen werden. Laugaland et al. (2012) zeigt einen positiven Effekt u.a. auch durch standardisierte Entlassungsschreiben auf. Durch die Bereitstellung mündlicher und schriftlicher Gesundheitsinformationen zeigte sich bei Eltern entlassener Kinder ein deutlich erhöhtes und besseres Verständnis und sowie verbesserte Wissenswerte wie man die Pflege zu Hause fortsetzt (Johnson et al. 2005). In der Übersichtsarbeit von Johnson et al. (2005) konnten aus tausenden Studien (Zeitraum von 1990 bis 2005) aufgrund fehlender Übereinstimmung der Einschlusskriterien nur zwei RCT in diese Untersuchung eingeschlossen werden. In Norwegen basiert die professionelle Zusammenarbeit zwischen Spitalsärzten, hausärztlicher Betreuung und Gesundheitsfachkräften auf schriftlicher Kommunikation. In schriftlichen Überweisungs- und Entlassungsbriefen sind die Aufgaben und Verantwortlichkeiten für das Betreuungsteam enthalten. Eine Untersuchung von 100 Entlassungsbriefen von älteren (über 75 Jahren) Patienten (Patientinnen und Patienten) zur Qualität der Entlassungsbriefe ergab in den Bereichen der Beschreibungen zum sozialen Netzwerk (nur 20% hohe Qualität), der Notwendigkeit der häuslichen Pflege (nur 31 % hohe Qualität) und in der Beschreibungen zu den Aktivitäten des täglichen Lebens (nur 50 % hohe Qualität) in nur wenigen Fällen eine ausreichend hohe Qualität. Das Fehlen von diesen Informationen in einem solchen Ausmaß könnte eine Gesundheitsgefährdung für ältere Patientinnen und Patienten darstellen (Garasen & Johnsen, 2007). In der BQLL AUFEM (2012) werden in den Empfehlungen zum Aufbau und Inhalt des Entlassungsbriefes neben den medizinisch relevanten Daten mit dem Verweis „optional" das Pflegebegleitschreiben, die Pflegediagnose und „etc." angeführt. Das DNQP gibt im Expertenstandard (DNQP, 2009) zum Thema des pflegerischen Entlassungsbriefs keine Empfehlungen zum Aufbau und Inhalt.

8.1 Limitationen

Die hier verwendeten Studien sind zum großen Teil randomisierte Kontrollstudien (RCT) mit hohem Evidenzgrad. Trotzdem muss auf einige Einschränkungen hingewiesen werden. Ein Großteil der Ergebnisse ist durch Lücken in der Evidenzbasis und wegen der Heterogenität in den Übergangspflege-Interventionen begrenzt und nicht verallgemeinerbar. Es wurden nur englischsprachige Publikationen aufgenommen (Allen et al. 2014). Der Indikator „Verringerung der Wiedereinweisungsrate" hat einen begrenzten Wert als Indikator für die Qualität des Pflegeprozesses. Die Überprüfungen ergaben keinen Beweis für die Gültigkeit einer Intervention gegenüber der anderen (Laugaland et al. 2012). Leppin et al. (2014) merken in ihrem Review an, dass es keine validierte Skala gibt, um das Potenzial einer einzelnen Intervention zu beurteilen. In den RCT wurden die Übergangspflege-Intervention mit der Standard-Krankenhausentlassung (übliche Sorgfalt) verglichen, die Standard-Krankenhausentlassung wurde jedoch nicht eindeutig beschrieben (Allen et al., 2014; Laugaland et al. 2012). Die Ergebnisse können nicht auf andere als in der Studie berücksichtigte Erkrankungen und nicht auf andere Orte übertragen werden.

Es kann nicht ausgesagt werden, welcher Teil des Interventionsprozesses den Effekt hervorbringt (Wong et al. 2014). Die Stichprobengröße in den Primärstudien variiert stark und liegt im Bereich von 96 bis 712 Studienteilnehmern. Insgesamt fehlt es an umfangreichen empirischen Forschungen zu diesem Bereich (Laugaland et al. 2012). Weitere Einschränkungen ergaben sich durch nicht erfasste relevante Literatur, die als Volltext nicht verfügbar waren, und nur wenige Studien konnten für den Bereich Darstellung des pflegerischen Nachsorgebedarfs eingeschlossen werden.

9. Schlussfolgerungen und Ausblick

Durch die intensive Auseinandersetzung und Analyse der ausgewählten Literatur konnten zahlreiche Interventionen identifiziert werden, die im Rahmen des Entlassungsmanagements für Patientinnen und Patienten, die nach Hause entlassen werden, von Pflegenden angeboten werden können. Es liegen jedoch nur wenige Beschreibungen zu den konkreten Inhalten und zum Umfang der einzelnen Interventionen vor. Die BQLL AUFEM gibt dazu den umfangreichsten Einblick. Acht von den neun verwendeten Studien weisen in den Einschlusskriterien explizit darauf hin, jene Patientengruppe zu untersuchen, die vom Krankenhaus nach Hause entlassen werden.

Die erste Forschungsfrage konnte ausreichend beantwortet werden. Durch eine Gegenüberstellung der Entlassungsplanungsmodelle TCM, BQLL AUFEM und DNQP im zeitlichen Ablauf wird deutlich, in welchem Modell welche Interventionen angeboten oder nicht angeboten werden. Es hat sich in den Studien herausgestellt, dass nicht einzelne spezifische Interventionen von Bedeutung sind, sondern komplexe individuelle Interventionen mit einer multidisziplinären Kommunikation die besten Effekte für die Patientinnen und Patienten erzielen.

Zur Beantwortung der zweiten Frage bezüglich der Effekte der einzelnen Interventionen konnten ebenfalls akzeptable Ergebnisse ermittelt werden. Eine klare Zuordnung der Effekte für eine bestimmte Intervention war nicht immer möglich, da mehrere Interventionen als Auslöser für die beobachteten Effekte genannt wurden. Der Indikator „Reduzierung von ungeplanten Wiedereinweisungen“ wurde in der Mehrheit der Studien erhoben, gefolgt von der „Patientenzufriedenheit“ Als sogenanntes zusätzliches Ergebnis ist anzuführen, dass es von messbarer Bedeutung (positiver Effekte) ist, mit welcher Qualifikation die Pflegenden die Interventionen durchführen. Die signifikanten Ergebnisse der Intervention poststationäre Betreuung in Form von Telefonanrufen in Kombination mit Hausbesuchen sind ebenfalls hervorzuheben. Die poststationäre Betreuung ist Teil des internationalen TCM aber in Deutschland und Österreich nicht in den Entlassungsprozess integriert. Es kann auf Grundlage der systematischen Analyse gesagt werden, dass das Entlassungsmanagement als systematischer Prozess durch kontinuierliche und hochqualifizierte Entlassungsplaner ausgeführt werden soll, die extra für diesen Bereich in der Pflege zuständig sind. Diese Ergebnisse verdeutlichen einen Personal- und Schulungsbedarf, sowie eine Ausweitung der Interventionen des Entlassungsmanagements im stationären als auch im häuslichen Bereich.

Bei der Beantwortung der dritten Frage konnten nur eingeschränkt Ergebnisse erzielt werden, da nur zwei Studien aus dieser Literaturrecherche dazu Aussagen tätigen. Daher wurde auch die Längsschnittstudie von Gerasen und Johnsen, (2007) zur Qualität von Überweisungs- und Entlassungsbriefen eingeschlossen. Sie wurde auch deshalb eingeschlossen, weil es sich bei den Entlassungsbriefen um interdisziplinäre schriftliche Informationen zwischen Ärzten und Gesundheitsfachkräften handelt, worin die Aufgaben und Verantwortlichkeiten für das Betreuungsteam enthalten sind. Die Studie von Gerasen und Johnsen (2007) ermittelte eine unzureichende Qualität bei der Beschreibung der Interventionen, was eventuell eine **Gefahr für die Gesundheit** der Patientinnen und Patienten darstellen kann. Daraus kann im Umkehrschluss auch gesagt werden, dass durch eine hohe Qualität der Entlassungsbriefe auch die Sicherheit und Qualität der Versorgung der Patientinnen und Patienten erhöht werden kann. Was auch durch die Ergebnisse von Laugaland et al. (2012), Vermeidung von negativen Auswirkungen durch u.a. standardisierte Entlassungsschreiben, gestützt wird. Die Bedeutung der Bereitstellung systematischer schriftlicher Gesundheitsinformationen ist zweifellos ernst zu nehmen. Die nachhaltigen Informationen nützen nicht nur den Patientinnen und Patienten, sie dienen der Transparenz und Visualisierung professioneller pflegerischer Dienstleistung (DNQP, 2009; Wilkinson, 2012) und stellen eine Grundlage für Rechtfertigung, Finanzierung, Qualitätssicherung und Weiterentwicklung von pflegerischen Interventionen dar.

Es ist es ein berechtigtes Anliegen, einerseits die konkreten pflegerischen Interventionen im Rahmen des Entlassungsmanagements und andererseits ihre Auswirkungen (Effekten) zu erforschen, um diese wissenschaftlich zu belegen und um deren Bedeutung für alle Akteure im Gesundheitswesen herauszustreichen. Somit kann diese Arbeit auch als Argument für die weitere Implementierung und Umsetzung der BQLL AUFEM gesehen werden. Ein weiterer Nutzen des Entlassungsmanagements und des nachhaltig nutzbaren Entlassungsbriefs liegt in der Stärkung der Selbstpflegefähigkeiten und Gesundheitskompetenzen der Patientinnen und Patienten, was sich positiv auf die Lebensqualität, das Sicherheitsgefühl und die Gesundheit auswirkt. Durch ein verbessertes Entlassungsmanagement und einen nachhaltig nutzbaren Entlassungsbrief leisten auch die Pflegeberufe einen Beitrag zu einer gerechten und effizienten Verwendung von Gesundheitsgütern.

Es sind also weitere umfangreiche empirische Forschungen nötig, um die Wirkung einzelner Interventionen aus der Perspektive der Patientinnen und Patienten, die in ihr häusliches Umfeld entlassen werden, zu untersuchen. Auch um festzustellen, welche Interventionen die Selbstpflegefähigkeiten und Gesundheitskompetenzen dieser Patientengruppe fördern und welche Bedeutung der Pflegeentlassungsbrief dabei hat. Aufgrund der Heterogenität der Entlassungsplanungsmodelle ist es notwendig, das Potenzial einer einzelnen Intervention klar und nachvollziehbar mit Beschreibungen zu den konkreten Inhalten und zum Umfang mit einer validierte Skala darzustellen, damit diese vergleichbar werden und Lücken in der Evidenzbasis vorzubeugen. Darüber hinaus sind spezifische Indikatoren zu benennen, die für die Qualität des Pflegeprozesses aussagekräftig sind.

Literaturverzeichnis

AQUA Institut (2015). *Entlassungsmanagement. Konzepte für ein Qualitätssicherungsver fahren.* Institut für angewandte Qualitätsförderung und Forschung im Gesundheitswesen. (Hrsg.). Göttingen

Allen, J., Hutchinson, A.M., Brown, R. & Livingston, P.M. (2014). *Quality care outcomes following transitional care interventions for older people from hospital to home: a systematic review.* BMC Health Services Research. 2-18.

AWMF & ÄZQ. Ärztliches Zentrum für Qualität in der Medizin. (2001). Zugriff am 16.08.2017. Verfügbar unter: http://www.awmf.org/leitlinien/awmf-regelwerk/awmf-publikationen-zu-leitlinien/leitlinien-manual.html

BMFG. (2017). Bundesministerium Frauen und Gesundheit. Zugriff am 25.06.2017. Ver fügbar unter: http://www.kaz.bmgf.gv.at/ressourcen-inanspruchnahme/stationaere-aufenthalte.html

BMFG. (2014). *Pflegevorsorgebericht.* Zugriff am 26.06.2017. Verfügbar unter: https://broschuerenservice.sozialministerium.at/Home/Download?publicationId=327

BQLL, AUFEM. (2012). Bundesqualitätsleitlinie zum Aufnahme- und Entlassungsma nagement in Österreich. Gesundheit Österreich (Hrsg.). Zugriff am 16.07.2017. Verfügbar unter: http://www.goeg.at/cxdata/media/download/bqll_aufem_2012.pdf

Brobst, R. A. (2007). *Der Pflegeprozess in der Praxis.* (2. Aufl.). Bern: Hans Huber Verlag.

Conca, A. (2015). Erfassung eines Nachakutpflegebedarf bei hospitalisierten, medizini schen Patienten durch die „Post-Acute Care Discharge scores" (PACD). *Pflegewissenschaft* 11. 582-595. doi: 10.3936/1319

Czypionka, T., Kraus, M., Reiss, M., Röhrling, G. & Karadakic, R. (2016). Health System Watch. Multiple chronische Erkrankungen als Herausforderung der Zukunft – was kann integrierte Versorgung leisten? Erstellt durch das Institut für höhere Studien. Beilage zur Fachzeitschrift Soziale Sicherheit. In: Fachzeitschrift der Österreichischen Sozialversicherung. 6/2016. 285-299.

Dash, K., Zarle, N.C., O´Donnel, L. & Vince-Whitman, C. (2000). *Entlassungsplanung Überleitungspflege.* (1. Auflg.). München: Urban Fischer Verlag.

DNQP. (2009). Deutsches Netzwerk für Qualitätsentwicklung in der Pflege (Hrsg.), Exper tenstandard Entlassungsmanagement in der Pflege. Osnabrück: Schriftenreihe des DNQP.

Eder, A. (2014). *Nahtstelle zwischen Sozial und Gesundheitsbereich für Menschen mit Pflege und Betreuungsbedarf* . Zugriff am 19.11.2016. Verfügbar unter: https://www.fh-ooe.at/fileadmin/user_upload/fhooe/ueber-uns/kongresswesen/2014/iv/praesentationen/docs/fhooe-iv-eder-alexander-2014.pdf

Garåsen, H. & Johnsen, R. (2007). *The quality of communication about older patients between hospital physicans and general practioners: a panel study assessment.* BMC Health service Research 7:133. doi: 10.1186/1472-6963-7-133.

Glaser, J. & Höge, T. (2005). *Probleme und Lösungen in der Pflege aus Sicht der Arbeits- und Gesundheitswissenschaften.* Bundesanstalt für Arbeitsschutz und Arbeitsmedizin. Dortmund.

Goncalves-Bradley, CD., Lannin. NA., Clemson, ID., Shepperd, S. (2016). *Discharge planing from hospital. Review.* doi: 10.1002/14651858.CD000313.pub5

Hauptverband der österreichischen Sozialversicherungsträger. (2017). Zugriff am 16.08.2017. Verfügbar unter: http://www.hauptverband.at/portal27/hvbportal/content?contentid=10007.771807&viewmode=content

Johnson, A., Sandford, J. & Tyndall, J. (2005). *Written and verbal Information versus ver bal Information only for patient being discharged from acute hospital settings to home (Review). Cochrane Database of Systematic Reviews.* Ausgabe 4. doi: 10.1002/14651858.CD003716.

KAV, *Wiener Krankenanstalten Verbund. Leitprojekt 4. Elektronische Information zwi schen Krankenhäusern und sozialen Diensten – Systematischer standardisierter Informationstransfer.* Zugriff am 19.11.2016.Verfügbar unter: http://www.wienkav.at/kav/ZeigeText.asp?ID=6686

Kleibl, V. & Mayer, H. (2011). *Literaturrecherche für Gesundheitsberufe.* (2., überarb. Auflg.). Wien: Facultas WUV.

Laugaland, K., Aase, K., & Barach, P. (2012). *Interventions to improve patient safety in transitional care – a review of the evidence.* doi: 10.3233/WOR-2012-0544-2915, IOS Press. Work 41. 2915-2924.

Leppin, et al. (2014). *Preventing 30-day hospital readmissions: a systematic review and meta-analysis of randomized trials.* JAMA Intern Med. 174(7): 1095–1107. doi:10.1001/jamainternmed.2014.1608. Zugriff am 15.07.2017. Verfügbar unter: https://www.ncbi.nlm.nih.gov/pmc/articles/PMC4249925/pdf/nihms643285.pdf

Lexas. (2010). Medizinische Versorgung. Zugriff am 25.06.2017. Verfügbar unter: http://www.laenderdaten.de/gesundheit/medizinische_versorgung.aspx

MA 5. Magistrat der Stadt Wien, Magistratsabteilung 5 (o. J.): Wiener Krankenanstaltengesetz 1987, Entlassung von Patienten, § 38. Zugriff am 13.07.2017. Verfügbar unter: https://www.wien.gv.at/recht/landesrecht-wien/rechtsvorschriften/html/s7400000.htm

Messer, B. (2008). *Die Expertenstandards im Pflegealltag. Wie sich die Empfehlungen in der Altenpflege praktisch nutzen lassen.* Hannover: Schlütersche.

Neuer, D. (2011). *Der Pflegeprozess.* Masterarbeit. Karl-Franzen-Universität Graz.

ÖBIG. (2010). *Das österreichische Gesundheitswesen im internationalen Vergleich 2009.* Wien: BMGF.

ÖBIG. (2006). *Österreichischer Pflegebericht.* Wien: BMGF.

OECD, (2017). Gesundheit auf einen Blick. Zugriff am 25.06.2017. Verfügbar unter: https://www.oecd.org/austria/Health-at-a-Glance-2015-Key-Findings-AUSTRIA-In-German.pdf

Pochobradsky, E. & Neubauer, S. (2014). Qualit*ätsstandard Aufnahme- und Entlas sungsmanagement – Umsetzungsstand. Ergebnisbericht.* Wien: Gesundheit Österreich.

Reichmann, G. & Sommersguter-Reichmann, M. (2016). *Abläufe in Gesundheitssyste men. Versorgungsstrukturen in Österreich im Hinblick auf Ärzte, Apotheken und Krankenanstaltenbetten.* Soziale Sicherheit. Fachzeitschrift der Österreichischen Sozialversicherung. 6/2016. 270-279.

Statistik Austria. (2017). *Personal im Gesundheitswesen.* Zugriff am: 24.06.2017. Verfüg bar unter: personal_in_krankenanstalten_2015_nach_fachrichtungen_geschlecht_und_bunde.pdf

Statistisches Bundesamt. (2017). Zugriff m 25.06.2017. Verfügbar unter: https://www.destatis.de/DE/ZahlenFakten/GesellschaftStaat/Gesundheit/Krankenhaeuser/Tabellen/KrankenhaeuserJahreOhne100000.html

SGB V. Sozialgesetzbuch. Fünftes Buch. *Krankenhausbehandlung.* Zugriff am 30.08.2017. Verfügbar unter: http://www.sozialgesetzbuch-sgb.de/sgbv/39.html

Stauffer, Y., Spichinger, E. & Mischke, C. (2015). Komplexe Medikamentenregime bei multimorbiden älteren Menschen nach Spitalsaufenthalt – eine qualitative Studie. Pflege, Vol28(1). 7-18. Doi: 10.1024/1012-5302/a000400

Tackenberger, P. (2012). *Hintergrund zur Position der deutschsprachigen Berufsverbände DBfK, ÖGKV und SBK zur International Classification for Nursing Practice –ICNP[R] (Internationale Klassifikation für die Pflegepraxis).*

Wiedenhöfer, D., Eckl, B., Heller, R. & Frick, U. (2010). *Entlassungsmanagement: Versor gungsbrüche vermeiden, Schnittstellen optimieren.* Bern: Hans Huber.

Wikinson, J.M. (2012*). Das Pflegeprozess-Lehrbuch.* (1. Auflage). Bern: Hans Huber Verlag.

Wingenfeld, K., Bockhorst, K. & Jansen, S. (2009). *Literaturstudie.* DNQP. (Hrsg.), Exper tenstandard Entlassungsmanagement in der Pflege. Osnabrück: Schriftenreihe des DNQP.

Wingenfeld, K. (2005). *Die Entlassung aus dem Krankenhaus. Institutionelle Übergänge und gesundheitlich bedingte Transitionen.* Bern: Hans Huber.

Winkler, Y., Beifus, K. & Köberlein-Neu, J. (2016). Verwendung der Delphie-Methode zur Feststellung von Anforderungen an vernetzte, professions- und organisationsübergreifende Kommunikation in Versorgungsnetzten. *Pflegewissenschaft,* 3/4. 192-200. doi: 10.3936/1339

Wong, F.K., Chow, S.K., Chan, T.M. & Tam, S.K. (2014). *Comparison of effects between home visits with telephone calls and telephone calls only for transitional discharge support: a randomized controlled trial.* Age and Ageing 43. 91-97. doi: 10.1093/ageing/aft123.

Anhang

In den Tabellen werden die neun herangezogenen Publikationen mit den bibliografischen, methodischen und inhaltlichen Angaben sowie die Darstellung der Ergebnisse der Literaturanalyse dargestellt.

Bibliografische Angaben Autor, Jahr, Titel (englisch, deutsch)	**Allen**, J., Hutchinson, A.M., Brown, R. & Livingston, P.M. (2014). Quality care outcomes following transitional care interventions for older people from hospital to home: a systematic review. Ergebnisse zur Pflegequalität nach Übergangspflege-Interventionen für ältere Menschen vom Krankenhaus nach Hause: eine systematische Überprüfung.
Studiendesign Fragestellung & Ziele	Systematische Übersichtsarbeit von RCT Auffinden und Synthese der Qualität von Interventionen zur Übergangspflege im Vergleich zur Standardentlassung aus dem Krankenhaus für ältere Menschen mit chronischen Erkrankungen. Empfehlungen für die Forschung und Praxis geben.
Evidenzklasse	A (Evidenzgrad Ia, Ib)
Stichprobe Methode	12 veröffentlichte RCT: USA (7 Studien), Australien (3 Studien), Dänemark (1 Studie), Frankreich (1 Studie) im Zeitraum Januar 1990 bis Mai 2013, Studienteilnehmer 5.269 Menschen, älter als 60 Jahre, vom Krankenhaus nach Hause entlassen.
Ergebnisse	Erhebliche Reduzierung der Re-Hospitalisierungen in 6 Studien, drei Studien fanden keinen Unterschied bei bis zu sechsmonatigem Follow-up. Die Patientenzufriedenheit wurde in sechs Studien gemessen und eine deutliche Verbesserung festgestellt. Die Kosten wurden in 3 Studien beurteilt und waren in allen drei Interventionsgruppen reduziert. Die Lebensqualität wurde in vier Studien beurteilt und in drei wurde eine Verbesserung festgestellt. Andere Ergebnisse (Aufenthaltsdauer, Wirksamkeit der durchführenden Personen, Zugang zu Dienstleistungen, rechtzeitige Kommunikation) waren begrenzt.
Anmerkungen	Durch Lücken in der Evidenzbasis und der Heterogenität in den Übergangspflege-Interventionen sind ein Großteil der Ergebnisse begrenzt und nicht verallgemeinerbar. Hauptbeschränkungen sind eine geringe Verallgemeinerbarkeit, nur möglich bei ähnlichen Merkmalen von Patienten und Personen, die diese Intervention durchführen (z.B. Pflegepersonen, Ärzte, Sozialarbeiter, Fallmanager).
Berufsgruppen und Qualifikationen	Advanced practice nurses APN (Master) in 5 Studien, Hausarzt (Praktischer Arzt) und Pflegefachkraft (Bachelor, Diplom) in 3 Studien, Case Manager und Überleitungspflege Coach in je 1 Studie. Geriater in 2 Studien.

Bibliografische Angaben Autor, Jahr, Titel	**Conca**, A. (2015). Erfassung eines Nachakutpflegebedarfs bei hospitalisierten, medizinischen Patienten durch die „Post-Acute Care Discharge scores“ (PACD).
Studiendesign Fragestellung & Ziele	Prospectiv beobachtendes Design, Datensammlung September 2010 bis September 2011, Befragung, Beobachtung, Patienten-Dokumentation, computergestützte quantitative Auswertung. Lokale Überprüfung des PACD zur Sensitivität und Spezifität, Übertragbarkeit auf alle medizinischen Patienten, Analyse und Identifikation von Verbesserungs- und Modifikationsmöglichkeiten. Was ist der ideale Zeitpunkt der Erhebung, der 1. Tag oder der 3. Tag der Aufnahme?
Evidenzklasse	B (Evidenzgrad IIa, IIb)
Stichprobe Methode	371 Patienten im Kantonsspital Aarau, Schweiz, mit 4 häufigen akuten Einweisungsdiagnosen, 331 Patienten wohnen zu Hause, 275 wurden nach Hause entlassen, soziale Basisdaten ersichtlich, Assessmentinstrument PACD: Einschätzung durch Pflegepersonen und Ärzte, Screening Selbst-Pflege-Index (SPI): Einschätzung durch Pflegepersonen im klinischen Kontext.
Ergebnisse	Die PACD Erhebung am 1. Tag zeigt mit 90 % eine hohe Sensitivität somit ist die Screening Güte hoch. Die Sensitivität bei der Erhebung am 3. Tag ist 80%. Die Spezifität liegt bei 70 % bzw. 60% und ist ausreichend hoch. Damit kann mit dem standardisierten Assessmentinstrument PACD frühzeitig eingeschätzt werden, ob ein Nachsorgebedarf bei Patienten besteht. Diese Erfassung ist weitgehend durch Pflegende möglich. PACD am ersten Tag ermöglicht das frühzeitige Erkennen eines postakuten Pflege- und Betreuungsdefizites bei Patienten.
Anmerkungen	Limitationen stellen das breite Spektrum der medizinischen Diagnosen dar, sie könnten zu leicht verzerrten positiven Gütewerten geführt haben.

Bibliografische Angaben Autor, Jahr, Titel (englisch, deutsch)	Garåsen, H. & Johnsen, R. (2007) The quality of communication about older patients between hospital physicians and general practitioners: a panel study assessment Die Qualität der Kommunikation über ältere Patienten zwischen Krankenhausärzten und Hausärzten: eine Panel-Studienbewertung.
Studiendesign Fragestellung & Ziele	Längsschnittstudie Beurteilung der Qualität der schriftlichen Kommunikation über ältere Patienten zwischen den Ärzten. Bestimmung der Anzahl der Patienten, die auch ohne Aufnahme in ein allgemeines Krankenhaus hätten behandelt werden können.
Evidenzklasse	B (Evidenzgrad IIa, IIb
Stichprobe Methode	Überweisungs- und Entlassungsbriefe von 100 Patienten, alle anonymisiert (Patientenname, behandelnde Personen), Alter über 75 Jahre, orthopädische (n30), pulmonale (n30) und kardiologische (n40) Abteilungen im allgemeinem Krankenhaus in Trondheim Norwegen, im Zeitraum von 3 Wochen im Februar 2002, Delphi-Technik, 25 Fälle wurden von beiden Expertenteams beurteilt, die restlichen von einem Experten-Team bestehend aus: Facharzt für Geriatrie, Hausarzt und Primary health nurse. Standardisiertes Auswertungsprotokoll mit visueller Analogskala (VAS). Statistische Auswertung mit SPSS. Beurteilt wurden die Qualität der Beschreibung von: 1. aktueller medizinischer Zustand, 2. Krankenvorgeschichte, 3. Symptome, 4. Medikamente, 5. Aktivität des täglichen Lebens (ADL), 6. soziales Netzwerk, 7. Notwendigkeit der häuslichen Pflege.
Ergebnisse	Qualität der Beschreibung im Entlassungsbrief: 1. 96 % hohe Qualität (bei 90-99 von 100) 2. 92 % 3. 60 % 4. 82 % 5. 50 % 6. 20 % hohe Qualität (bei 13-29 von 100), 80% niedere Qualität 7. 31% Die Beschreibungen zu sozialem Netzwerk und Notwendigkeit der häuslichen Pflege waren nur in wenigen Fällen von hoher Qualität. Die in dieser Studie überprüften Berichte sind in ihrer Qualität zu den wichtigen medizinischen Informationen (Symptome, Medikamente, ADL) zwischen Gesundheitsfachkräften und Ärzten unzureichend, um angemessene Versorgung für ältere Menschen zur Verfügung zu stellen, eventuell eine Gefahr für die Gesundheit. Es ist nötig einen gemeinsamen Konsens zwischen den Gesundheitsfachkräften sowie dem Inhalt und der Form einer gemeinsamen Kommunikation bei den Pflegeanbietern zu etablieren.
Anmerkungen	In Norwegen basiert die professionelle Zusammenarbeit zwischen Ärzten und Gesundheitsfachkräften im Wesentlichen auf schriftlicher Kommunikation (Überweisungs- und Entlassungsbriefe).

Bibliografische Angaben Autor, Jahr, Titel (englisch, deutsch)	**Gonçalves**-Bradley, D.C., Lannin, N.A., Clemson, L.M., Cameron, I.D. & Shepperd, S. (2016). Discharge planning from hospital (Review) Entlassungsplanung aus dem Krankenhaus.
Studiendesign Fragestellung & Ziele	3. Aktualisierungs-Review, Interventionsstudien 30 RCT, Vergleich von individueller mit üblicher („routine") Entlassungsplanung (EP). Die EP aus dem Krankenhaus für Patienten beurteilen und verbessern. Die Wirkung der individuellen EP im Vergleich zur üblichen EP in Bezug auf: Länge des Krankenhausaufenthalts, ungeplante Wiedereinweisung, Auswirkungen auf die Patienten, Betreuungspersonen und Gesundheitspersonal, Entlassungsort, Sterblichkeit, Inzidenz von Komplikationen, Gesamtkosten, Kosten der Gemeindepflege, Verwendung von Medikamenten.
Evidenzklasse	A (Evidenzgrad Ia, Ib)
Stichprobe, Methode	30 RCT Studien (n11.964), Fälle aus diversen medizinischen Bereichen (interne, chirurgisch, psychiatrisch, Sturz).
Ergebnisse	Geringe Verringerung der Dauer des Krankenhausaufenthalts (moderate Sicherheit = guter Hinweis), Verringerung von ungeplanten Wiedereinweisungen (moderate Sicherheit), erhöhte Zufriedenheit von Patienten, Betreuungspersonen und Gesundheitspersonal (niedrige Sicherheit = Hinweis).
Anmerkungen	-

Bibliografische Angaben Autor, Jahr, Titel (englisch, deutsch)	**Johnson**, A., Sandford, J. & Tyndall, J. (2005). Written and verbal information versus verbal information only for patients being discharged from acute hospital settings to home (Review). Geschriebene und verbale Informationen versus verbale Informationen für Patienten, die vom akuten Krankenhaus nach Hause entlassen werden.
Studiendesign Fragestellung & Ziele	Review, Interventionsstudie, 2 RCT, Recherchen von 1990 bis September 2005, Bestimmung der Wirksamkeit schriftlicher und verbaler Informationen versus nur verbaler Informationen für Patienten bei der Entlassung vom Akutkrankenhaus nach Hause. Erkennen weiterer möglicher Auswirkungen wie: Rückführungsquoten, Erholungszeit, Komplikationsraten, Kosten der Gesundheitsversorgung, Vertrauensniveau der Verbraucher, Stress und Angst, Einhaltung der empfohlenen Behandlung.
Evidenzklasse	A (Evidenzgrad Ia, Ib)
Stichprobe Methode	Kinderkrankenhäuser USA (n197), (Issacman 1992), Canada (n123), (Jenkins 1996) Follow-up-Interview, Face-to-Face-Interview und 3 Follow-up-Telefoninterviews.
Ergebnisse	Die Bereitstellung von mündlichen und schriftlichen Gesundheitsinformationen erhöht deutlich das Wissen und die Zufriedenheit bei den Eltern der entlassenen Kinder. Die Eltern hatten ein besseres Verständnis der Sorgfalt, die erforderlich war, wenn sie sowohl schriftliche als auch mündliche Anweisungen erhielten. Verbesserte Wissenswerte in jedem Versuch zwischen den Interventions- und Kontrollgruppen. Beide Studien zeigten, dass der Unterschied in den Wissenswerten, auf die Standardisierung der Informationen, die Konsequenz der Information und die Formalisierung des Instruktionsprozesses und nicht notwendigerweise auf die Bereitstellung von schriftlichen Informationen zurückzuführen ist. Die Kenntnis zum Thema und die Art und Weise, wie die unterstützende verbale Information ausgegeben wird, kann auch dazu beitragen, die Wissenswerte zu verbessern. Schlussfolgerungen sind nur begrenzt möglich, da es nur 2 Studien sind die ausgewertet werden konnten.
Anmerkungen	Viele der Ziele konnten aufgrund fehlender Studien und fehlender Übereinstimmung der Einschlusskriterien nicht untersucht werden. Es besteht daher ein Bedarf für zukünftige Forschungen, um weitere mögliche Auswirkungen für die Bereitstellung von mündlichen und schriftlichen Gesundheitsinformationen zu erhalten.

<table>
<tr><td>Bibliografische Angaben
Autor, Jahr,

Titel (englisch, deutsch)</td><td>Laugaland, K., Aase, K., & Barach, P. (2012).
Interventions to improve patient safety in transitional care – a review of the evidence.
Interventionen zur Verbesserung der Patientensicherheit bei der Übergangspflege - eine Überprüfung der Evidenz.</td></tr>
<tr><td>Studiendesign

Fragestellung & Ziele</td><td>Systematische Überprüfung,
Interventionen zur Verbesserung der Patientensicherheit bei der Übergangsversorgung älterer Menschen vom Krankenhaus nach Hause oder ins Pflegeheim, mit Schwerpunkt auf Entlassungsmaßnahmen und die Patientensicherheit. Auswirkungen der Entlassungsmaßnahmen in Bezug auf die Wirksamkeit und Effizienz der Betreuungsprozesse identifizieren und bewerten.</td></tr>
<tr><td>Evidenzklasse</td><td>A (Evidenzgrad Ia, Ib)</td></tr>
<tr><td>Stichprobe
Methode</td><td>12 Reviews, 11 RCT, 10 deskriptive Studien, Qualitative und quantitativen Studien im Zeitraum von 2000 bis 2010. Versuchspersonen waren ältere Patienten (über 65 Jahre). Ausschluss: chirurgischer, psychischer, psychiatrischer Krankheiten.</td></tr>
<tr><td>Ergebnisse</td><td>Senkung der Wiedereinweisungsrate, Abnahme der unerwünschten Arzneimittelereignisse, Erhöhung der Patienten- und Familienzufriedenheit, Senkung von Kosten, Selbstmanagement des Patienten stärken. Interventionen, die Familien- und Bildungskomponenten adressieren, zeigen vielversprechende Ergebnisse. Es gibt Hinweise darauf, dass Interventionen vor der Entlastung beginnen sollten, um die besten Voraussetzungen für erfolgreiche Ergebnisse zu haben. Interventionen, die Entlastungsplanung und Entlastungsunterstützung kombinieren, dazu neigen, die größten Effekte zu erzielen. Positive Effekte zur Vermeidung negativer Auswirkungen auf die Patienten zeigten sich bei berufsorientierten, organisatorischen, Patienten- und Angehörigen orientierten Interventionen. Gute Ergebnisse zeigen sich bei:<ul><li>Interventionen die in einem frühen Stadium beginnen und während des Krankenhausaufenthaltes und nach der Entlassung aufrechterhalten werden,</li><li>Interventionen durch einen Entlassungskoordinator,</li><li>multidisziplinärerem Ansatz,</li><li>Familienbetreuung,</li><li>Patientenbeteiligung und -schulung,</li><li>Curriculare Ausbildung in Überleitungspflege,</li><li>standardisiertes Medikamentenmanagement,</li><li>umfassendem Überleitungsprogramm mit vielseitigen Interventionen.</li></ul></td></tr>
<tr><td>Anmerkungen</td><td>Trotz der Vielfalt in der Literatur gab die Überprüfung keinen Beweis für die Gültigkeit einer Intervention gegenüber anderen.</td></tr>
</table>

Bibliografische Angaben Autor, Jahr, Titel (englisch, deutsch)	**Leppin**, A. L., Gionfriddo, M.R., Kessler, M., Brito, J.P., Mair, F.S., Gallacher, K., Wang, Z., Erwin, P.J., Sylvester, T. & Boehmer, K. (2014). Preventing 30-day hospital re-admissions: a systematic review and meta-analysis of randomized trials. Vermeidung von Krankenhauswiedereinweisungen nach einer Frist kleiner 30 Tage: eine systematische Überprüfung und Meta-Analyse von randomisierten Studien.
Studiendesign Fragestellung & Ziele	Systematisches Review und Meta-Analyse von RCT im Zeitraum von 1990 bis 1. April 2013. Reduzierung der frühen (<30 Tage) Krankenhauswiederaufnahmen, Verbesserung der Qualität des Gesundheitswesens, Synthese für einen Beweis zur Wirksamkeit von Interventionen, die eine frühzeitige Wiedereinweisung reduzieren, Interventionsmerkmale und deren Auswirkungen auf Behandlungsbelastung, Fähigkeit der Patienten identifizieren die Effekte der Nachsorge-Selbstversorgung darstellen.
Evidenzklasse	A (Evidenzgrad Ia, Ib)
Stichprobe Methode	47 Studien, 42 primäre Metaanalyse, 5 extra analysiert, darunter 18 unveröffentlichte Studien. Einschlusskriterien: Erwachsene Patienten, Dauer des Krankenhausaufenthaltes mehr als 24 Stunden, mit medizinischer oder chirurgischer Ursache, Entlassung nach Hause. Entlassungsaktivitäten: Fallmanagement, Patientenaufklärung, Hausbesuche, Unterstützung beim Selbstmanagement.
Ergebnisse	Die getesteten Interventionen zeigen eine konsequente und vorteilhafte Wirkung auf das Risiko von 30-Tage-Wiedereinweisungen. Die Intervention Unterstützung der Patienten zur Selbstversorgung beim Übergang vom Krankenhaus nach Hause erhöht die Wirkung besonders. Die Meta-Regression zeigte einen signifikanten und inkrementellen (Zuwachs an Varianzaufklärung) Effekt bei einer "umfassenden Unterstützung" (5 oder mehr Interventionen) bei der Reduzierung von Wiedereinweisungen.
Anmerkungen	Das Bias-Risiko ist bei den meisten Studien niedrig. Es gibt keine validierte Skala, um das Potenzial einer Intervention zu beurteilen. Urteile über die Auswirkungen auf die Patientenbelastung sind weniger zuverlässig.

Bibliografische Angaben Autor, Jahr, Titel	**Stauffer**, Y., Spichinger, E. & Mischke, C. (2014). Komplexe Medikamentenregime bei multimorbiden älteren Menschen nach Spitalsaufenthalt – eine qualitative Studie.
Studiendesign Fragestellung & Ziele	Qualitatives deskriptiv-exploratives Design. Wie erleben multimorbide ältere Menschen die Einnahme einer Vielzahl von Medikamenten nach Spitalaustritt und wie gehen sie damit um? Ein besseres Verständnis ihrer sozialen Wirklichkeit erlangen. Subjektive Sichtweise und implizite Wissen zum eigenen Medikamentenmanagement.
Evidenzklasse	B (Evidenzgrad IIa, IIb)
Stichprobe Methode	Datensammlung: 10 semistrukturierte Experteninterviews, Zeitraum Oktober - Dezember 2012, offenes codieren in Anlehnung an Saldaña (2013). Einschlusskriterien der Teilnehmenden: über 65-jährige multimorbide ältere Menschen, Einnahme von mehr als drei verschiedene Medikamente pro Tag, kurz zuvor hospitalisiert, Medikamentenmanagement zu Hause wird ohne Unterstützung durch Angehörige oder spitalexterne Krankenpflege durchgeführt, verändertes Medikamentenregime nach Entlassung.
Ergebnisse	Den älteren Menschen ist die Wahrung der Selbstständigkeit und die Verantwortungsübernahme für die eigene Medikamenteneinnahme trotz ihrer Multimorbidität wichtig. Ärzte und Pflegefachpersonen nehmen eine besondere Rolle ein, wenn es um das Erleben von Sicherheit beziehungsweise Unsicherheit im Medikamentenmanagement aus Sicht der älteren Menschen geht. Die älteren Menschen möchten von den Gesundheitsfachpersonen als gleichwertige Partner im Zusammenhang mit ihrem Medikamentenregime behandelt werden. Die Informationen bei Abgabe der Austrittsdokumente sind zum Teil minimal und ungenau oder Patienten haben vor Austritt keine Informationen erhalten. Einige haben nicht die Kraft und Aufmerksamkeit, sich Informationen zu merken oder einzuholen. Mangelhafte Informationen, fehlendes Hinterfragen von Alltagsgewohnheiten im Zusammenhang mit dem Medikamentenmanagement durch Gesundheitsfachpersonen. Es war keine pflegerische Bezugsperson anwesend. Durch unterschiedliche Informationen und durch Involvierung mehrerer Gesundheitsfachpersonen fühlen sich die Patienten verunsichert. Der Hausarzt ist die wichtigste Vertrauensperson im Zusammenhang mit dem Medikamentenmanagement. Inhalt eines Austrittsgespräches: kompetente Erfassung der Bedürfnisse und patientenbezogene Beratungen bezüglich Medikamenteneinnahme, Integration in den Tagesablauf, Beschaffung der Medikamente durch Termin beim Hausarzt.
Anmerkungen	

Bibliografische Angaben Autor, Jahr, Titel (englisch, deutsch)	**Wong**, F.K., Chow, S.K., Chan, T.M., Tam, S.K. (2014). Comparison of effects between home visits with telephone calls and telephone calls only for transitional discharge support: a randomized controlled trial. Vergleich der Effekte zwischen Hausbesuchen mit Telefongesprächen und nur Telefongesprächen für die Übergangsentlassung: eine randomisierte kontrollierte Studie.
Studiendesign Fragestellung & Ziele	RCT von August 2010 bis Juli 2012, computergestützte quantitative Auswertung, drei Datenerhebungen: bei Entlassung, vier Wochen und 12 Wochen nach Entlassung. Besteht ein differenzierter Effekt von Hausbesuch und Telefonanrufen nach Entlassung auf die Wiedereinweisung ins Krankenhaus?
Evidenzklasse	A (Evidenzgrad Ia, Ib)
Stichprobe Methode	610 Patienten, chronische Erkrankung, selbstversorgend, ohne professionelle Betreuung, nach Entlassung aus Akutrankenhaus (1.700 Betten) in Hong Kong, soziale und medizinische Basisdaten, Gesundheitsfragebogen MOS (SF36), zu den Patientenbedürfnissen. Interventionen über vier Wochen nach Entlassung, Messungen in Woche 4 und in Woche 12. Erste Interventionsgruppe protokollgestützte Hausbesuche (2x), kombiniert mit Telefonanrufen (2x) (n196 nach 4 Wochen, n176 nach 12 Wochen). Zweite Interventionsgruppe (IG) vier Telefonanrufe (n204, n178). Kontrollgruppe (n201, n190): zwei „Placebo-Anrufe“.
Ergebnisse	Anzahl der Wiedereinweisungen nach 4 / 12 Wochen IG1 Hausbesuche + Telefonanrufe 10,7% / 21,4% IG2 nur Telefonanrufe 11,8% / 20,6% Kontrollgruppe 17,6% / 25,7% Signifikantes Ergebnis nach vier Wochen für die IG Hausbesuch und Telefonanrufe p=0,041 bei Reduzierung der Wiedereinweisungen. Signifikante Effekte bezüglich Patientenzufriedenheit, Selbstwirksamkeit und Lebensqualität in der IG Hausbesuche kombiniert mit Telefonanrufen.
Anmerkungen	-